關於癌症，我們是否

治療太多 知道太少

從疾病、醫療到全人健康，與**10**位專家的深度對話

曾寶儀 採訪
莊慧秋、林明謙 文字協力

目錄

前言　一場認識身體、反思生命的旅程　曾寶儀　4
第1章　罹癌名醫的治癒之路——蔡松彥訪談　10
第2章　用食物帶身體走向療癒——劉湘琪訪談　34
第3章　不開藥醫師的心療法——許瑞云訪談　62
第4章　既是醫生又是病人的體悟——林君宜訪談　82

第5章 融會中西醫的佛心醫者——許中華訪談 106
第6章 探索正確使用人體的奧祕——吳清忠訪談 128
第7章 中醫檢測數據化的推手——賴正國訪談 146
第8章 出入白色巨塔的雙醫博士——林子平訪談 168
第9章 抗癌不易，但像減肥就對了——顏榮郎訪談 192
第10章 用實驗證明心念可以影響健康——張凌昇訪談 212
後記 交換禮物之後的不一樣 林明謙 240
附錄 癌症相關社福資源 260

前言

一場認識身體、反思生命的旅程

曾寶儀

二〇一九年，我無意間在Netflix看了一部關於療癒的紀錄片《Healing》，看完之後深受啟發。過沒多久，我又陸續碰到幾個志同道合的人，其中包括自掏腰包幫這部片翻譯中文字幕的蓓蓓跟順基。

針對「癌症」與「療癒」，我們這群人有一些很相似的成長經歷——那就是這些年來，不管是透過閱讀或是學習的緣分，彼此都認識了很多在這方面學有專長且兼容並蓄的專家。我們心知肚明，台灣在這方面比起西方來說並不遜色，甚至已經走得很前面了。

既然我們有很棒的醫療體系，台灣又是一個對很多未知都勇於嘗試、願意包容的地方，那我們是不是也來拍一部片，整理並分享一下這些年的收穫呢？

就這樣，我們踏上了《交換禮物》紀錄片這一趟探訪與追尋的旅程。

只是沒想到，原以為我可以當個冷靜的旁觀者，拍攝一部一邊訪談交朋友、一邊呈現科研成果的紀錄片，走著走著，卻慢慢變成了一場反思生命的歷程。

我常說：「每部電影都有它的命。」

尤其是紀錄片，那些不在計畫中的計畫，每次碰到啪啪打臉、措手不及的發生與展開，都讓我們更謙卑地明白，這部片最終的導演，是老天爺。

我們從一個最簡單的問題開始：癌症是什麼？人類這麼努力了，到底有沒有所謂的萬靈丹呢？慢慢地，我們愈走愈深，明白其實這部片不只是拍給正在面臨健康考驗的患者，更是為了那些陪伴者，甚至是每一位想要重新學習、重新認識自己與身體關係的朋友。

我可能不是在某一個領域鑽研多年的專家，但這些年幕前幕後工作的訓練，讓我學會怎麼用「讓人聽得懂」的方式傳遞訊息。身為管道的我，其實也就是努力讓自己通透，讓那些想被聽見的資訊，保留不同的頻率，讓不同頻寬的人都能接收到這個當下他能明白而且需要的訊息。

如果沒有人生的低潮，我不會有想要探索更多療癒可能性的契機。如果沒有這些年的好奇與追尋，不會接觸到那些腦洞大開的研究，讓我用更謙卑的態度理解自己的身體與生命。

我相信《交換禮物》裡所有的受訪者，都會明白上面這段話，畢竟大家也都是被自己的生命引領著，一步步找到此生的使命，並願意投注大量的心力完成它。

除了真心感謝所有受訪者無私的分享外，有趣的是，因為紀錄片的訪談大都在二〇一九年完成，經過一場疫情的間隔，我原以為我已經忘了大半訪問的內容，但在整理本書的文字過程中，卻發現其實我不但沒有忘記，而且早已內化在生活裡，一點一點地實踐與分享了。

礙於影片長度，這些相遇能剪在紀錄片裡的篇幅並不多，但那都是滿滿的乾貨與寶藏啊！非常感謝康健出版慧眼發現了，用文字整理了長達幾十個小時的訪問，於是有了你手上這本書。

前幾天去錄音室完成最後的旁白工作，錄到一半，我哭泣不止，原來生命課題的後座力竟這麼強。生老病死與疾病的療癒，實在有太多的遺憾與傷痛，但再往裡面看，其實都是滿滿的愛。**那些希望被愛、被看見的渴求，轉化成震耳欲聾的疾病呼喊，其實都只是為了提醒你，請在有限的生命裡，活出真正的自己。**

我的確帶著傷上路，而我也著著實實地交換了生命的禮物。

這不只是一本探討癌症療癒的書，更重要的是，我們希望透過這個大家容易共感的題目，讓讀者一步一步地重新認識自己的身體——**這個會陪你一輩子的精密載具，容納著此生該學習的功課**。

而這本書裡面所有的專家，會成為你一路上並肩探索的好夥伴。

我閱讀過的身心靈書籍裡，常常會出現以下的字句：這本書會來到你的面前，一定有它的理由。我相信，不管是《交換禮物》紀錄片，或是這本《關於癌症，我們是否治療太多，知道太少》，之所以會出現在你的生命裡，一定也有它的緣分。

而最終，我們也只能陪你走一段。所謂的權威，如果沒有人們投注信任的能量，其實也就只是個花比較多時間在自己喜歡的領域遊玩的普通人。剩下的，得靠你自己，拿回人生與身體的主導權。

「我們都在路上，生命都是禮物」——這句我曾經寫在同是康健出版的《人生最大的成就，是成為你自己》書裡的話，如今依然適用。

而癌症到底是不是一份禮物？我知道這題真的很難，也輪不到我來回答。但如果我們能從走過這一切的勇者身上，試著瞥見重生過後的光芒，或許我們不需要走那艱難的一遭，也能得到禮物的祝福。

讓我們來交換禮物吧！

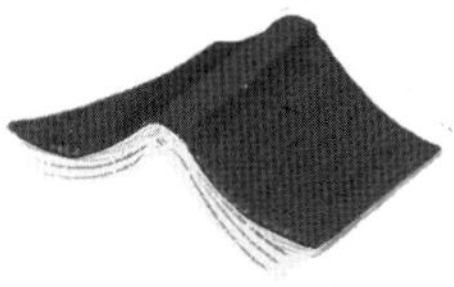

「我的信念是沒有治不好的癌症，即使到了第四期……我並不是在說『我可以醫好所有的癌症』，這太狂妄太自大了。我的意思是，就癌症這件事情來說，它是可以被醫治的，而且永遠有機會百分之百治癒。」

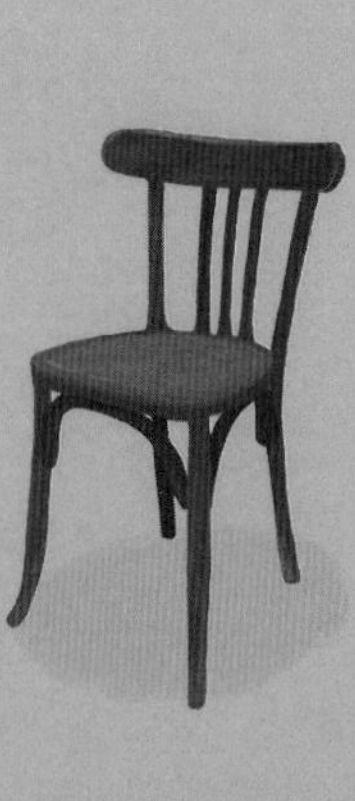

第 1 章

罹癌名醫的治癒之路

——蔡松彥訪談

蔡松彥小檔案

● 學歷

高雄醫學大學醫學系畢業

台灣大學公共衛生學院職業醫學碩士

美國約翰霍普金斯大學醫療政策與管理博士

● 經歷

彰化基督教醫院國際癌症 e 院院長

彰化基督教醫院自然醫學研究中心執行長

環台醫療策略聯盟理事長

彰基醫療體系南基醫院院長

彰化基督教醫院雲林分院院長

神經科專科醫師、環境職業醫學專科醫師、重症醫學專科醫師

● 現職

安泰如康學院院長

自出生起即患有全身異位性皮膚炎，直到十八歲緩解。二十五歲得到C型肝炎，直到四十多歲才治癒。五十四歲得到肺癌合併鱗狀癌，手術後少了一個肺葉，又因化療副作用，產生多發神經病變。腫瘤隔年疑似復發，再經一年藉由自我鑽研整合醫學，廣為嘗試各種輔助及另類療法，包括中藥、針灸、低醣生酮飲食、免疫療法、精油、斷食、氣功等多達數十種，腫瘤終在隔年消失。期間以科學儀器檢測，記錄這些療法對經絡及身體改善的影響，並將這趟旅程寫成《心轉，癌自癒》一書。由於熱愛登山，年過六十仍完成中央山脈南二段連續九日縱走行程。

蔡松彥是《交換禮物》這部紀錄片的第一個採訪對象。

一踏進他的研究室，只見會議桌上琳瑯滿目，擺滿了我從未見過的新奇儀器，有好幾組人正彼此交流著專業知識與使用心得，現場氣氛非常熱絡。

蔡松彥帶著開朗的笑容迎上來，握手寒暄過後，我好奇地問了一句：「這些儀器你都試過？」

「基本上我都試過了。」他回答得輕鬆寫意，我感受到的是滿滿的自信。

他繼續說：「或許這些儀器是目前主流醫學不能接受的東西，但說不定其中會有明日之星啊！總是要有人先當白老鼠接受測試、親身體驗，這是尊重主流醫學對於實證的要求。」

蔡松彥在二〇一八年出版了《心轉，癌自癒》一書，封面上的文案寫著：「罹癌醫院院長繳了千萬學費的科學實證分享！」看來我找對人了，他顯然是一個實事求是的先驅人物——也就是把自己當白老鼠，去做實驗、求真知的人。

蔡松彥不僅是一個罹癌醫生，還是經歷過癌症復發的資深癌友。由於他看起來狀態非常好，所以我提問起來也毫不顧忌：「當你的醫師跟你說：『蔡醫師，你中獎了。』當下他還跟你說了什麼，以及你的心情如何？」

「事實上我是自己診斷出來的。」

「你自己跟自己說：『你中獎了』？當下是什麼心情？」

「BINGO 啊！」蔡松彥笑了起來。

「等一下，我不相信你當時是這個表情！你還笑得出來？」

「因為我在冥冥之中，就覺得自己會生病。雖然沒有表面上的症狀，但我的直覺——你也可以說是第六感，讓我隱隱覺得時候快到了。」

原來蔡松彥在診斷出癌症之前的三到五年，工作非常忙碌，當時他一方面工作，一方面在台灣與美國之間往返攻讀博士學位。學業壓力、飲食不正常，再加上時差問題，導致睡眠品質大打折扣，連最熱愛的運動——登山也放棄了。

「我不應該說自己罪有應得，但是種瓜得瓜、種豆得豆，你怎麼對待自己的身體，身體就會如實地回應你。」

「你從生病之後就開始尋求非主流醫學的協助嗎？」我問道。

「不是。根據我的醫學知識，我當然選擇了手術與化療。」

「那你怎麼找醫生？」

我原本以為醫生們彼此之間知根知底，他應該有自己的「名醫口袋名單」，沒想到蔡松彥選擇信任自己服務的醫院裡的醫師，並沒有到別處尋求所謂名醫。他認為台灣的醫療水準整體來說相當整齊，病人要找到適合自己的醫生並不困難。

「我真正覺得驚恐，並不在第一次診斷出癌症，而是第二次——大概相隔不到半年。當我再度看到那個影像，我的人生才真正變成黑白的，死亡的陰影是在那個時候才真的發生。所以我在我的書中一直強調，癌症真正的問題不在第一次的診斷跟治療，而是如何『預防復發』。」

真正的挑戰是如何預防復發

蔡松彥點出「復發」這個關鍵，顯然是切身之痛。人們往往在聽到自己或親友第一次被診斷出癌症的當下，就驚慌失措、六神無主，難道我們都劃錯重點了？

他隨即補充道：「除非少數特例或癌症末期，不然以現在主流醫學的進步，第一次罹癌通常都可以控制得住。事實上，癌症的死亡往往是在一再地復發中走掉的，並不是第一次診斷出來就結束生命，那個反而是少數。」

大眾有必要更加重視預防復發這個課題。在台灣，平均不到五分鐘就有一個人罹癌，每年死亡人數有將近三分之一是死於癌症。用更正確的觀念面對癌症、更深入地了解癌症，正是我們拍攝《交換禮物》紀錄片的動機之一。

細胞癌化是想要拯救你

我在閱讀蔡松彥的書時，被書中的一句話嚇了一跳，這句話就是：「癌症就是你自己。」所以我請蔡醫師用親身的體驗，告訴我們到底什麼是癌症。

「如果用一句話來講，癌症就是『細胞變異』，因為癌細胞不受你身體正常的控制，以異常的速度繁殖，最終讓你失去生命。癌細胞有一個特性，就是會變成『原生態』的細胞。」

「原生態」這個詞對一般讀者可能有點陌生，我請蔡醫師進一步解釋。「人類是從一顆細胞開始分裂，一個胚胎經過了十月懷胎，最後變成了六十兆個細胞，速度非常快。所以癌細胞就像是回到了原生的狀態，不斷地增生、不斷地繁殖，因為它的生命受到了威脅。」蔡松彥娓娓道來。

他接著又說：「還有，細胞為什麼會產生突變？生長環境好的細胞不會突變，因為它有好的營養、好的新陳代謝。但如果細胞生長在一個惡劣的環境中，站在孟德爾的進化論來說：當生存受到了威脅，細胞就會尋求突變，以增加存活的機率。」

我有點明白了。癌細胞之所以突變、之所以快速繁衍，是因為生長環境非常惡劣，生命正受到威脅，爭分奪秒是理所當然的事。

而從某個角度來說，如果我們缺乏運動，氣血不通，循環就會不好；飲食方面亂吃，營養就容易失衡；身心缺乏妥善照顧，每天就會處在心情憂慮、壓力很大的狀態……這時體內細胞自然難有好的生長環境，甚至變得難以存活。

「所以，細胞如果改變不了它生長的環境，只好選擇突變、選擇大量繁殖……細胞只是想活下去啊！」我不禁感嘆。

「所以，它突變成癌細胞是為了要救你，不是嗎？」蔡醫師反問我。

直到蔡松彥笑了出來，我才意識到我的眼睛可能瞪得太大了。嗯，癌細胞其實是想要救你……這聽起來實在很詭異啊！

「癌細胞想要救你，因為它以為你活不下去了、以為它就是你！」蔡松彥接著說道：「我們應該把癌細胞視為失散的兄弟姊妹，因為它跟我們其他的細胞一樣，都來自同一個母體，但是最後卻離我們而去，因為我們沒有善待它，讓它活在一個水深火熱的環境裡。」

「這是你經過治癒之後得到的體悟嗎？因為一般人聽到癌症，只會覺得是很恐怖的東西。」

「因為你把它當成敵人了。」

「所以不該把癌症視為敵人？」

「絕對不應該這麼想，不應該是對抗，」蔡松彥說：「當然不是每天對著癌細胞說『我愛你』，它就一定會消失，救急還是要下猛藥，該手術、該開刀、該化療，還是要做——就像很多受刑人還是必須經過感化、經過改造，才比較容易回歸正常社會。」

蔡松彥又補充：「跟癌細胞溝通的重點是：請它放心，我會讓我們一起活下來，我們要一起來努力。這當中的重點是：心態必須調整，要感恩癌細胞，謝謝它讓我看到生活中不對的那一面，這是非常重要的關鍵。」

「光是心態的轉換就已經是很大的改變啊！因為不再是以恐懼的心情來面對癌症。」我一邊回應，一邊感覺面前彷彿打開了一扇光明之門。

其實蔡松彥在《心轉，癌自癒》一書的作者序中，就開門見山地說：「癌症就是你自己，請關心它而不是對抗它。最理想的癌症治療方案，就是主流與互補另類結合的醫學療法，加上心靈的配合，才能達到預期的效果。」

就像蔡松彥常說的：「沒有醫不好的癌症，只有醫不好的心。」

「上帝或者老天希望我做一個錯誤的示範，所以我一直在做一些錯誤的實驗，最後再走回正軌。我有辦法寫書告訴大家，是因為有很多路我是走錯的。」

三群老鼠的故事

蔡松彥接著講了三群老鼠的故事，希望能藉以鼓勵癌友。

「有三組老鼠體內都植入了乳癌細胞，第一組中有百分之五十四的老鼠，癌細胞自動就消失了，所以癌症是可以『自癒』，也就是可以靠自體療癒的。百分之五十四哦！超過一半了。」

「那如果同時又給老鼠電刺激，從外在給牠們施加更大的壓力，存活的老鼠就只剩下百分之二十三了。至於第三組老鼠，我們一樣給牠們電刺激，但同時也給牠們一個……」

「出口！」因為我在蔡松彥的書中讀過這個故事，不由自主就搶著把答案說出來。

「對，但出口要自己找，就是刺激你的潛能。所以我常常用郭台銘來舉例，雖然對他有點抱歉，但這是一個正向的例子：郭台銘手下有百萬大兵，他的企業這麼大，他面臨的壓力怎麼可能不大？他怎麼可能不努力？可是他每次都把壓力當作自我成長的目標，免疫系統反而是會提升的……所以第三組老鼠比起第一組，排除癌症的能力更高，存活率可以到百分之六十幾。」

「所以你也是第三種老鼠。」我忍不住搞笑了一下。

「沒有沒有，我在努力成為第三種老鼠。」蔡松彥謙虛地說。

我明白蔡松彥講這個故事背後的深意，他並不是要告訴大家，光靠「自癒力」就有一半的機率讓癌症自癒，畢竟人體比老鼠複雜多了，但是科學實驗能提醒我們，讓我們看清很多自以為是的盲點與錯誤觀念。

他接著說道：「以我的醫學知識，加上查了很多醫學文獻，我在手術完的那天起就開始吃素了。我吃素不是因為宗教，或者說『懺悔』的角度，而是純粹從健康的角度，因為所有抗癌、防癌的食物一定是植物，幾乎沒有動物。結果，我吃素的方法錯了，吃了太多碳水化合物。」

「我知道很多罹癌的病患都會問：『到底我該吃素還是吃葷？』如果你有宗教信仰上的考量，那是另一回事。但如果是因為得了癌症，吃葷要改成吃素，或是吃素要改成吃葷，這沒有標準答案，要以每個人不同的身體狀況來做不同的調整。」

「因為罹癌而改變飲食習慣是件好事，但我想藉此呼籲大家：**葷素不是重**

點，安全且有營養的食材才是重點！」

聽了蔡松彥用自身的錯誤經驗來大聲呼籲，我覺得非常感動。面對這麼坦誠的一位醫生，我的問題也源源不絕。

「你的書上提到很多療法，都是你的親身體驗，但病人到底要怎麼判斷哪種療法最適合他呢？」

「條條道路通羅馬，我書中提到的療法都是好的，但你可以擷取自己需要的，或是你做得到的。單講飲食這一項，有的人喜歡天天吃香喝辣，有的人喜歡清淡口味，但有哪一種一定比較對嗎？我覺得不一定。有兩個原則不會變，首先食材要安全乾淨，畢竟殘餘的農藥與非天然的添加物，致癌的機率就是偏高；其次是營養素的補充要均衡，來源要可靠。」

「總之，用當季、新鮮、原型、來源清楚的食材烹煮，基本上就錯不到哪裡去。」

「所以等於是，當你自己換位思考，不再是醫者而是患者時，你看到了一個全新的、更廣大的世界？」因為機會難得，我還想繼續挖掘，讓蔡松彥說出更多的罹癌心得。

「病人不會去認定他接受的治療到底是不是主流醫學，他只想找到一個『可以治好我的病』的醫學或方法就好。所以當我是醫生時，我會用主流醫學去治療我的病患；但是當我成為病人時，我就不會只尋求主流醫學的治療了。」

沒有治不好的癌症

「尤其我自己的情況是，主流醫學已經沒有辦法了，我才剛手術完、化療完還不到半年，如果因為癌症復發，我就得再手術、再割一個肺，我有幾個肺可以割？」

「再來呢，標靶藥對我……老天太厚愛我，總之就是檢測完發現，標靶藥對我沒有效。所以老天就是給我一條絕路，要讓我『重生』。」

聽完這段話，我整個人對蔡松彥肅然起敬。一般人面臨這種無藥可醫的困境，幾乎都是面若死灰、如喪考妣，但到了他口中，竟變成「老天厚愛」?!到底要經過怎麼樣的錘鍊，才能擁有這般的心理素質？

「你竟然還笑得出來，剛才這段話一定給很多癌友很大的鼓勵。」我臉上雖然掛著笑，心裡其實有點想哭。

「當然我不能講的那麼肯定，但基本上，我的信念是：**沒有治不好的癌症，即使到了第四期……**這是真的。」

這句話再度讓我整個人石化了，很多大醫生都不見得有底氣說這樣的話。

蔡松彥好像知道我在想什麼，他隨即補充道：「我並不是在說『我可以醫好所有的癌症』，當然不是這樣，這太狂妄太自大了。我的意思是，就癌症這件事情來說，它是可以被醫治的，而且永遠有機會百分之百治癒。」

「這當然不是每一個人都能達到的，因為有很多主客觀的環境跟條件。只是你有沒有這個機會——我們常講天時、地利、人和，例如我常會勸我的癌症病人，要多做好事，不管他們現在很好還是很不好，幾乎每一個我都會這樣提醒他們。你一定想問，為什麼要多做好事，對不對？」

「對啊，為什麼？」

「以我自己來說，我的癌症會好轉，絕對不是我一個人的力量。雖然我個人很努力，可是我還是依靠了很多人的幫助，也就是所謂的『貴人』。」

「貴人到底怎麼來的？並不是因為我生病了，我有求於人，所以有人來幫忙……不是這樣，貴人都是在某個特別的時機點自己出現的，給予我需要的指引跟協助，自己來幫忙的，而且有很多我根本不認識。」

「如果這個宇宙有真理存在，我覺得是『種瓜得瓜，種豆得豆』。但是實際的因果循環可能更為複雜一些，以幫助我康復的貴人為例，我可能幫助了A，A再幫助了B，以此類推，B幫助C，C幫助D，後來D協助我踏上一條通往康復的道路。如果我們今天願意與人分享，願意去幫助別人，有一天我們就會收到回饋，這是我自己的信念。」

身體力行「六維一心」療法

「所以癌症到底改變了你什麼？」我繼續問。

「癌症讓我看到了另外的世界，不再從一個很狹義、主流醫學的角度去看待醫學這個領域。我發覺老天讓我生病，就是希望我看見，這個世界還有其他不同的面向。」

「你可以告訴我們那個大世界是什麼嗎？」我打破砂鍋問到底。

「你也可以說是『看不到的世界』吧！」蔡松彥意味深長地說：「因為主流醫學講求實證，但是比較停留在一個可測量、可重複性驗證的角度，去面對能看到的世界。可是當你跨進了不同的領域，有些東西就是只能間接測量，甚至根本看不見，那些難道就不存在嗎？例如，你看得到網路訊號嗎？它難道不存在嗎？」

「西醫的基礎是建立在大體的貢獻，從解剖學一路發展上來的，於是可見、可測量變得非常重要。可是比方說『經絡』，不管你用顯微鏡、抽血驗尿，都驗不出來，因為它是一個功能性的系統，死了就沒有經絡了。」

「事實上，大部分的西醫是不懂中醫的，像我這種走正統西醫的人，以前完全不懂經絡是什麼……當然，現在我是了然於胸了。」

我聽得出蔡松彥話裡的自信，他在《心轉，癌自癒》中提出「六維一心」療法，結合主流醫學、營養、排毒、身體活動、紓壓、靈性提升六大面向，而他都身體力行，親自驗證；甚至氣功與靜坐冥想，他也下了很多的工夫。

「雖然我親身體驗了很多非主流療法，也在倡導這樣的觀念，但這當中並沒有什麼東西需要對抗。在「六維一心」的架構中，主流醫學永遠擺在第一線，因為它最有實證的基礎。對也是實證、錯也是實證，做得到或做不到都清清楚楚，不是一個黑箱。」

蔡松彥舉例：「比方說發生感染，你想靠著調整飲食來治療嗎？還是乾脆先用抗生素？」

「整合醫學並不是我提出來的觀念，是因為我得到癌症又復發，最後尋求另類互補醫學（即輔助及另類醫學）來自救。大家會接受主流實證醫學，是因為立竿見影，有非常明確的療效，可是它基本上較缺乏個別的差異性，副作用相對比較大，也比較沒有可以預防復發的明確方案，心靈議題的介入較少。」

「另類的整合醫學剛好做了互補，也就是所謂陰陽和諧的概念。所以，如果我們把主流醫學當作陽，另類醫學當作陰，陰陽互補方能致中和。所以我們談的是和諧、是平衡。」蔡松彥總結道。

透過這次訪談，我對於繼續探索整合醫學的道路更加充滿信心了。但更重要的是，我感受到了蔡松彥在談笑之間散發出來的那份底蘊：安穩、寬廣、包容、感恩。那是經過淬煉才會彰顯出來的心靈品質。

莫非，我見證了癌症如何深刻地改變了一個人？

最後，我意猶未盡地請蔡松彥再多送給紀錄片觀眾和讀者們幾句話，做為今天訪談的收尾。

「當癌症真實發生在自己身上，就是在提醒你，該是對自己的生命負責的時候了。」

「人生不管碰到逆境順境，都是一面鏡子，都是為了讓你看到不同的你。遇到逆境的時候，你要有信心未來還有光明，而碰到順境的時候，要準備往後將會有更多的挑戰。所以我覺得應該時時保持平常心，確定自己人生的方向，堅毅地往前走，直到達成目標。」

餘音繞梁。我彷彿看到一位登山者無懼的背影，不疾不徐地邁著堅定步伐，一步一腳印地自在登頂。

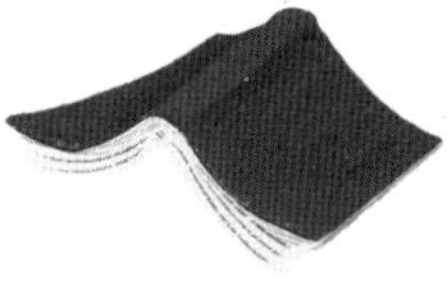

「我們每一個人身體裡，每天都可能產生幾千幾萬個癌細胞，這很正常，但為什麼有些人的癌細胞會形成癌腫瘤，有些人卻不會？關鍵在於內在防禦力……想要強化免疫力，淨化體內環境，好食物絕對是第一要務。」

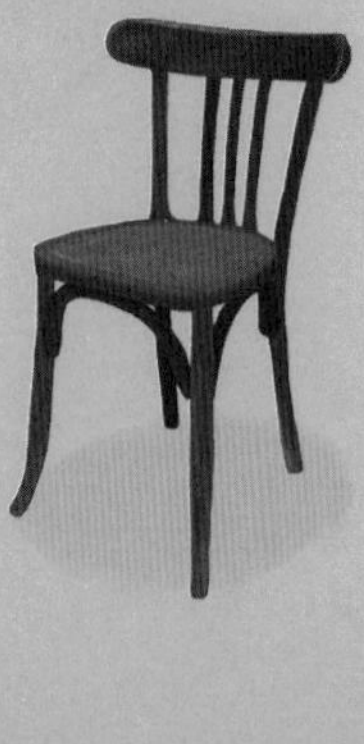

第2章

用食物帶身體走向療癒

——劉湘琪訪談

劉湘琪小檔案

● 學歷

鳳凰國際大學碩士

中國醫藥學院研究所草藥高級研究班結業

南華大學生死研究所碩士學分班

實踐家政專科學校（現為實踐大學）畢業

● 經歷

各政府機關、企業、學校、團體健康推廣講師

中華科技大學食品科學系講師

中華全人健康促進協會理事長

● **現職**

桃花源身心靈整體健康中心負責人

正聲廣播電台「湘琪的桃花源」節目製作暨主持人

華人世界推動生機飲食的先行者，創辦桃花源生機飲食工作室，經常在電視和廣播節目、報章雜誌上分享生機飲食的益處。著有《養生防癌精力湯》、《美容養生酸乳酪》、《生機飲食吃出免疫力》、《淨化排毒ＤＩＹ》、《劉湘琪生機美白輕食ＤＩＹ》、《有機飲食ＤＩＹ——淨化排毒指南》等書。

前陣子，一位朋友的父親生病了，聽說他遵從生機飲食專家劉湘琪的建議，徹底改變生活作息和飲食習慣，經過半年調養，身體大幅改善，受益良多。我們聽到這個好消息，決定跑一趟埔里山上拜訪劉湘琪，請教她到底提供了什麼樣的建議。

不良生活環境和飲食，是造成癌症主因

劉湘琪是國內生機飲食的先行者，早在三十幾年前的一九九一年，她就開設了台灣第一家生機飲食複合式餐廳，兼售有機產品，在當時廣受媒體報導，帶動了一波健康蔬食的風潮。

我好奇地問：「你以前開餐廳很受歡迎，後來為什麼不開了呢？」

她說，當時有很多媒體來採訪，對於推廣生機飲食確實很有幫助，但是開餐廳很累，是一個高度勞務密集的行業，因為找不到稱職的經理人，變成自己

要投入很多時間在裡面。

而且她沒料想到，很多顧客慕名前來，從全台灣各地甚至國外來的都有，其中有許多是長期吃藥的慢性病人，還有被醫生宣布放棄治療、束手無策的癌末患者。他們已經走投無路，懷抱著一絲希望來嘗試不同的療癒方法。

「他們每個人都把我當醫生，問我很多關於健康和疾病的問題。我發覺自己所學不夠，必須再去進修，我不想經營餐廳了，而想從飲食擴大到更廣的營養學和自然醫學，以及身心靈整體健康的知識。所以說，是這些顧客和病人帶領我走向另外一條道路。」

經過這麼多年，劉湘琪依然不改初衷，不斷透過寫書、廣播節目、講座課程，持續推廣生機飲食的生活方式。

我提出一個大家都關心的問題：「你為這麼多不同的病患做過諮詢，可不可以歸納出造成癌症的主要原因有哪些？」

劉湘琪認為，現代醫學和科技這麼發達，為什麼癌症患者反而愈來愈多，而且年齡層愈來愈低？主要是因為我們的整體生活環境變壞了，從外在環境到身體的內部環境，都是如此。

外在環境的不良因素包括空氣汙染、工業汙染、水汙染、輻射、無所不在的電磁波，還有工作壓力、人際關係的衝突和疏離等等，都是現代人每天要面臨的。

同時，我們的體內環境也不斷在惡化中。現代的食物生產方式大幅改變，譬如我們每天吃的精製白米、白麵，把穀物裡面豐富的營養素都去除了，只剩空熱量。更麻煩的是廣泛使用農藥、化肥、除草劑，土地裡充滿重金屬，還有基因改造的問題，雖然後果可能不會立刻顯現，可是長期累積下來，就會讓身體毒素升高，甚至造成細胞基因的突變。

還有飲食習慣的惡化。過去大家都吃粗茶淡飯，反而比較健康；現在的人從小就吃炸雞、薯條、零食，喝可樂、汽水、手搖飲，大魚大肉，經常外食，不知不覺吃進一堆化學添加物，這些食物不但沒有營養，還會破壞體內細胞，產生疾病。

癌症不等於絕症，不要被恐懼牽著走

這些問題錯綜複雜，於是我問劉湘琪，對於已經罹癌的患者，要怎樣才能幫助他們呢？

「對於前來尋求諮詢的病友，我的第一句話就是 calm down——冷靜。」劉湘琪說，得知自己罹患癌症一定會驚慌失措，但這對療癒反而很不利。所以第一件事，就是要讓情緒平靜下來。

第二件事，是將生死置之度外。「大家都把癌症跟絕症畫上等號，想到癌症就好像死神已經圍繞在身邊，非常害怕。我說，你不要恐懼死亡，也不要被醫生的話嚇到，把這些擔憂全部拋到腦後。」

她看過很多個案，一旦被醫生宣判只剩下幾個月壽命，就把這句話輸入大腦裡面，開始給自己生命倒數計時。這份恐懼會帶來巨大壓力，讓身體裡的白血球、自然殺手細胞、干擾素等天然免疫部隊數量大幅降低，體能日漸衰弱。有了死亡的自我預期，就真的會走向死亡。所以一定要保持積極正向，不要被恐懼牽著走。

而且驚慌和恐懼常會讓人失去理性，病急亂投醫。劉湘琪聽過很多醫療詐騙的故事，譬如有人特地跑到國外尋求祕方，花了上百萬；還有人被推銷一種非常昂貴的神奇酵素，吃掉了好幾棟房子，病還是沒好。如果不消除對死亡的恐懼，只會讓情況雪上加霜。

我嘆了一口氣。「這些話講起來輕鬆，但是對癌症病人來說，要做到想必很難吧！」

就是因為很難，劉湘琪強調用正確的心態去面對：「我常常講，我們誰也不知道自己是否能夠活到明天，能不能看到明天的太陽，包括我在內，所以幹嘛去想死亡的問題呢？不管還有多少天，我今天要怎麼活，這才是最重要的，不是嗎？」

癌症是一個訊息，提醒我們覺察和反省

生病的人必然會經歷很多艱難的心理歷程，包括震驚、恐懼、否認、憤怒等等。很多人難免質問上天或自己信仰的神：「為什麼是我？為什麼要這樣對

我？」只覺得老天爺很不公平。

碰到這種情況，劉湘琪會試著跟這些人分享一個觀念。「我覺得所有的疾病，尤其是癌症，其實是一個訊息，它來通知我們，身體出狀況了。**這時候你要停下來思索，去回溯你的生命到底出了什麼錯？**透過覺察跟反省，找出問題，然後開始進行修正和改變。」

她比喻說，就好像房子嚴重漏水，你不能只是把漏水孔擋住，或只把壁癌刮除，你必須要找出漏水的原因，從源頭處根本解決。

劉湘琪說，癌症是一個非常錯綜複雜的疾病，沒有什麼仙丹妙藥或神奇祕方可以輕易解決。不過歸根究柢，身體會生病主要跟免疫力有關。

「其實我們每一個人身體裡，每天都可能產生幾千幾萬個癌細胞，這很正常，但為什麼有些人的癌細胞會形成癌腫瘤，有些人卻不會？關鍵在於內在防禦力。健康的人體可以自動消滅癌細胞，但如果體內免疫力降得太低，防禦力崩潰了，癌細胞不斷增生累積，就逐漸變成腫瘤。」

那要如何提升免疫力，走上疾病療癒的道路？劉湘琪認為，最重要的是開始為自己創造良好的環境，包括外在環境和身體內部的環境。

「外在大環境的各種汙染，因為是整體性的，我們比較難去改變，只能盡量想辦法降低各種環境毒素的傷害。但身體內部環境的淨化，是我們可以百分之百掌控的，包括飲食、情緒、思維習慣、睡眠、運動等等，還有人際關係。很多研究發現，一個人的社群關係和情感支持系統，跟同事、朋友、家人的相處是不是和諧，會影響他的健康、快樂跟壽命。」劉湘琪說，這些都跟免疫力息息相關。

有些患者在經過一番覺察反省以後，會冷靜地承認：「為什麼是我？因為我心裡每天充滿了各種負面情緒，憤怒啊焦慮啊憂鬱啊，我還經常大魚大肉、熬夜、抽菸喝酒、從不運動，疾病當然就找上我嘛！」

劉湘琪說，當一個人察覺到自己對待身體的方式完全錯誤，才會積極往好的方向去改變，做出修正和調整，這場疾病也就轉變成一個讓他重新省視生命意義，讓生活回到正軌的契機。

我實在太認同她的說法了，這也是我們做這些採訪的初衷。「疾病的提醒，會讓生命變得更好，所以有很多人說，癌症其實不完全是壞事，而是一份禮物。」

她笑著點頭：「對，是很好的生命禮物。」

保持健康的生活型態，遠離醫藥

我曾經在劉湘琪的廣播節目中，聽到一段很有意思的話，趁此機會問她：

「你說保持健康，不只是為了活得久，也是為了死得有尊嚴。可以請你多解釋一下嗎？」

「現代人的平均壽命一直不斷延長，尤其是已開發國家。問題是，大家有沒有活得更好？好像沒有，因為愈來愈多的老人是帶病延年。尤其在台灣，我看到一個統計，許多老人在死亡之前大概有八、九年時間是臥床的，這樣的生命品質，有意義嗎？而且很多人走的時候，身上插滿了各種管子，我覺得那樣是很痛苦的。」

劉湘琪力行健康的生活型態，純粹只是希望能夠遠離醫藥的折磨。

「常有人問我，你是想活到一百二十歲嗎？還是想活到兩百歲？其實壽命長短不是我們自己可以決定的，如果明天突然來個大地震，我怎麼知道我還在不在？我曾經出過兩次車禍，都是被人家撞到，一次車頭全毀，一次是車尾，這些意外並不是你我能夠掌握或預期的。所以根本不必去想我要活到幾歲、還能活多久，最重要的是，我活著的時候，活得好不好？有沒有尊嚴？能不能自主？死的時候可不可以走得優雅？現代人能夠在睡夢中含笑而逝的，微乎其微。所以我常常講，我不求長壽，但我想求好死。」

劉湘琪認為，如果一個人病弱到只能躺在床上，就算家財萬貫，又有什麼意義？她致力推廣生機飲食，就是希望大家都可以保持健康活力，一直到老。

認真看待每天的飲食，吃得健康又營養

很多人一聽到生機飲食，或要吃得很健康，立刻覺得生活會變得無趣，甚至抗議說，如果這也不能吃、那也不能吃，活著要幹嘛？對於這樣的說法，我很好奇劉湘琪都怎麼回應。

「飲食確實是生活的一種享受，但是這個享受會帶你前往兩個不同方向，一個會帶你走向健康長壽，活力飽滿；另一個可能帶你走向災難，提早老化，甚至疾病纏身。這兩個方向的差異在哪裡？關鍵就在於營養。」

劉湘琪說，大家吃美食很講求色香味，卻不重視營養。問題是，現代人吃到的色香味常常是假的，是由化學色素、化學香料、劣質油品堆砌出來。那樣的食物不但無法滋養我們的身體，反而會破壞體內細胞，產生疾病。

「想要強化免疫力，淨化體內環境，好食物絕對是第一要務，所以我們要認真看待每天的飲食。要吃得健康，吃得營養，最好的方式就是蔬食。」劉湘琪再次強調。

「但蔬食真的適合每個人嗎？」我提出疑問，畢竟每個人體質不一樣，生的病也不一樣，我們怎麼判斷自己適不適合蔬食呢？

劉湘琪很有信心地說，所有科學研究都已經證實，植物性食物對人體的好處簡直說不完。植物性食物最適合我們的消化器官結構，不會造成負擔，而且包含非常豐富多元的營養成分，像維生素、礦物質、抗氧化物、膳食纖維等等。

「尤其是膳食纖維，它在動物性食物裡面幾乎沒有，只存在植物裡面，但膳食纖維對健康的貢獻太大了。第一，它是腸道的清道夫，幫助我們排毒，因為腸道是人體重要的排毒器官。第二，它提供了天然的果寡糖，是腸道益生菌非常重要的營養來源。第三，它可以促進排便順暢，體內累積的毒素愈少，就愈不容易生病。」總之，腸道環境的健康是保持青春長壽的重要關鍵，而膳食纖維是最大功臣。

劉湘琪說，很多人以為肉類食物比較營養，其實這是錯誤觀念。譬如植物性食物裡的不飽和脂肪酸，對身體健康非常重要；動物性食物裡的飽和脂肪，吃多了反而對身體有害，可能導致肥胖、心腦血管疾病、細胞膜硬化等等。

「人體的細胞膜應該要保持柔軟和彈性，讓營養、氧氣、水分可以順利進入細胞供我們運用。當我們吃太多飽和脂肪，細胞膜就容易逐漸硬化，失去彈性，阻礙養分吸收，造成細胞營養不良。再加上動物性食物比較缺少抗氧化物和纖維素，會讓身體的營養庫長期虛空。」

劉湘琪強調，尤其當我們要療癒疾病，恢復健康，更需要強化免疫力和自癒系統。能夠提供充分營養、容易消化吸收、促進排毒和新陳代謝的蔬食，絕對是最佳選擇。

蔬食餐桌色香味俱全，營養豐富又好吃

這麼多年來，劉湘琪努力推廣生機食譜，讓蔬食餐桌不但營養好吃，而且色香味俱全。每次聽到有人抱怨生機飲食不好吃，甚至為了吃蔬食搞得天怒人

怨，夫妻兒女反目成仇，劉湘琪就說：「來我這裡，我教你。」

吃東西應該是件快樂的事，只要學會一些簡單的調理訣竅，搭配各式各樣美味的生菜沾醬、麵包抹醬、漂亮的色彩配置，就可以讓全家人食慾大開，吃得眉開眼笑。

也有人擔心不吃肉類，食物選擇太少，但她不認同。「肉蛋奶這些動物性葷食，我們常吃的不過幾十種，可是植物界的五穀雜糧、蔬果、豆類、堅果、種子，算一算至少有上萬種，選擇花樣可多了，絕對讓你吃得非常豐富，而且營養充足。」

趁著採訪之便，我們當然要嚐嚐劉湘琪的手藝囉！

她先端出一碗有機豆漿優格。「我們反對喝牛奶，所以用植物性的漿來做優格。我試過各種豆類，最好吃的還是黃豆漿。再加上發酵菌，就這麼簡單。」

然後是優格奶酪。「外面賣的奶酪常會添加化學成分，讓它變得濃稠。我是用天然的奇亞籽，它會膨脹形成濃稠效果，而且有很豐富的水溶性纖維。優格加入奇亞籽放冰箱冷藏，幾個小時就可以吃了。我會加一點新鮮檸檬汁，讓風味更清爽，更有層次。」劉湘琪說，如果家人喜歡重口味或習慣吃甜食，可以加一點天然甜味劑，譬如有機龍舌蘭糖漿；如果家中有糖尿病患者，則可以用少許水果乾取代，上面再放一點新鮮水果，五顏六色很漂亮。

我們還吃了豆子燕麥糊，裡面有雞豆（又稱埃及豆或鷹嘴豆）、腰果、美國甜杏仁，打碎後加燕麥片。她說，外面賣的糊類食品常添加很多劣質澱粉，所以她很鼓勵大家自己做，譬如用芝麻粉做芝麻糊，做法其實很簡單。自己做的食物最安全，食材和製作過程都可以清楚掌控。

接著吃有機糙米飯，裡面加了小米跟藜麥，還放了一點椰子油和少許薑黃，因為薑黃是很好的抗癌食物。

我開玩笑說：「這配上海南雞一定超好吃。」

她馬上搖手：「不行，要吃素。」但她也很有彈性地妥協：「如果沒辦法完全放棄葷食，我建議先減量，菜多肉少，而且絕對不要吃油炸和火烤肉類，那些都容易致癌。」

吃飯要配菜，她拿出涼拌海帶芽，加薑絲和辣椒絲。「我不吃辣，但是燙蔬菜或涼拌菜時，我會放一些紅辣椒做配色。所謂色香味，色一定排最前面，所以我常常講，做菜的人要當一個好色之徒，營養是目的，色香味是手段，幫助我們達到目的，也就是開心地把營養吃進去。」

她端出的這些食物都好好吃，我的舌尖被天然的原味感動。劉湘琪家位在一座小山丘上，我們坐在戶外曬太陽，看著開闊天地，一面吃著美食，覺得好舒服。我終於理解為何她願意台北、埔里兩地跑，真的很值得啊！

劉湘琪感嘆地說，其實面對晚期的癌末患者，她常建議他們放下一切，把工作、責任、擔憂全放下，什麼都不要考慮，遠離都市叢林住到山裡去，因為大自然裡有強大的能量，到處是綠色植物，充滿豐沛的芬多精、氧氣、負離子；陽光不但能補充維他命 D，也讓心情開朗明亮。這些都非常有益於身心的療癒。

透過正常飲食減肥和排毒，是最健康的方式

難得碰到飲食專家，我趁機把心裡的各種困惑提出來請教。「現在很流行生酮飲食，你會建議大家吃嗎？」

「那個叫做特殊飲食，不是正常飲食，所以並不適用於每個人，短時間嘗試一下還可以，長期吃就會有問題。」她解釋說，生酮飲食本來是用於治療癲癇患者，後來有人發現它有瘦身效果，大家就開始一窩蜂吃生酮飲食減肥。可

是為了減肥而失去健康，絕對是很不智的。

「吃有機蔬食才是健康的減肥方式，蔬食熱量不高，絕對不會胖，而且有大量膳食纖維，可以把腸道清除乾淨。很多人的肥胖，其實是腸道裡的宿便太多，有機蔬食讓你瘦身又排毒，最重要是沒有副作用。」

講到排毒，我又想到一個問題：「坊間有非常多種不同的排毒方法，你有推薦的嗎？」

劉湘琪從原理說起：腸道是身體重要的排毒器官，所以第一要多喝水；第二要多吃膳食纖維；第三要多吃生食，補充酵素；第四要有足夠的油脂量，讓腸道滑順，還要適量運動，這些都可以促進腸道排毒。只要腸道好，身體其他的排毒器官就可以減輕負擔。

譬如我們的皮膚也是排毒器官，透過流汗排毒。如果一個人流汗的味道很酸、很重，就表示他的腸道不好，毒素只好從皮膚毛細孔排出來。腸道健康的話，汗水就不會酸臭。

另一個排毒器官是腎臟。腸道毒素太多，腎臟的負擔也會加重。顧好腸道，全身其他器官都會輕鬆很多。

我繼續追問：「講到腸道健康，那你認同像灌腸排毒這類方法嗎？」

劉湘琪認為只要健康飲食加上運動，腸道就夠乾淨了，並不需要灌腸，因為自己在家裡做，難免還是有危險性，曾經有人不小心把直腸戳破。而且灌腸對下結腸、深層結腸的宿便作用不大，還是排不掉，除非到醫院去做，但費用高昂，她覺得沒有必要。

我再次舉手發問：「你剛剛講到生食，我的中醫師建議我不要吃生菜沙拉和水果，因為它們是寒性的。你的看法呢？」

劉湘琪知道中醫為什麼這樣說，因為很多女性的體質都偏寒。可是根據她二十幾年的實務經驗，這完全沒問題。「我很多學員剛來諮詢的時候，確實是手腳冷冰冰，尤其冬天更嚴重。可是他們依照我的食譜，每天吃一盤生菜沙拉，喝兩杯果菜汁，半年之後，四肢變得很溫熱。」

其中的重要關鍵就是薑。不論是生菜沙拉、燙青菜或煮湯，劉湘琪都鼓勵大量用薑。此外她也建議多吃一些補氣中藥，如黃耆、當歸、紅棗、黨蔘等，平衡生食蔬果的涼性。

「中醫是博大精深的學問，但畢竟千百年前還沒有科學研究，不知道生食蔬果裡面含有很豐富的酵素和水溶性營養素，一旦煮熟就會被破壞。因為酵素對身體非常重要，所以我鼓勵生食蔬果，只要記得加薑就沒問題了。」

我想到剛剛吃的涼拌海帶，指著桌上那盤海帶問：「吃它是要補充碘嗎？」

「除了碘以外，海帶海藻也是多種礦物質和維生素的寶庫，它還含有豐富的藻朊酸，科學研究已經證實藻朊酸有很好的抗癌作用。」

「那甲狀腺有問題的人能吃嗎？」

劉湘琪說，要看吃的量。就像糖尿病患者以前都說絕對不能吃糖和米飯，後來已經修正，只要控制量就好。

要了解食物，才能了解疾病

劉湘琪又補充道：「其實再好的食物，我們都要酌量攝取，保持均衡飲食，而不是看到媒體報導說，海藻很營養，或者地瓜葉富含抗氧化物，就一直狂吃。」她記得有一次去新加坡演講，有一則報導說檸檬可以排毒，當地的檸檬立刻賣到缺貨。「其實所有食物都很好，每種食物有不同的營養素，多樣化而均衡的攝取，才是最好的原則。」

我曾經在雜誌上看到劉湘琪講過一句話：「你要了解食物，才能了解疾病。」我覺得這個說法很棒，希望她再多說一些。

她舉例說，很多年前台灣曾經流行過五蔬果汁，很多人持續喝一段時間之後變成低血壓，甚至有人暈倒休克。「有個案來找我諮詢，我也不知道原因，但我會花時間檢視他們最近吃的食物，才發現是五蔬果惹的禍。因為小黃瓜、苦瓜、西洋芹都很涼，有降血壓的食療效果，但很多女性本來血壓就偏低，每天喝五蔬果汁反而導致危險。我幫她們調整蔬食果汁的種類和方式，情況就改善了。」

又譬如常聽到有人吃素吃到面有菜色，體力不支，那表示蛋白質、脂肪等熱量攝取不夠，只要適量吃豆類、堅果、種子，就可以把這些營養補充回來。很多人以為吃素就會很健康，卻忽略了營養均衡的原則。

劉湘琪再次強調，要注意每天的飲食，讓食物的營養滋養身體，帶領我們走向健康活力和復原療癒之路。

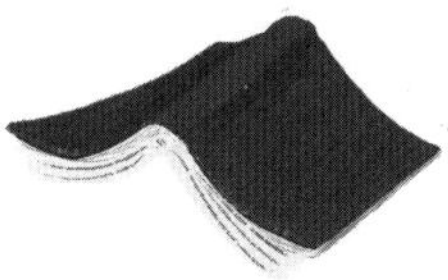

第2章

61 用食物帶身體走向療癒——劉湘琪訪談

「癌症的情緒根源更深層、更複雜，尤其惡化很快的癌症，通常都跟不快樂的怨念有關，這一定要解套，細胞才會開始修復。」

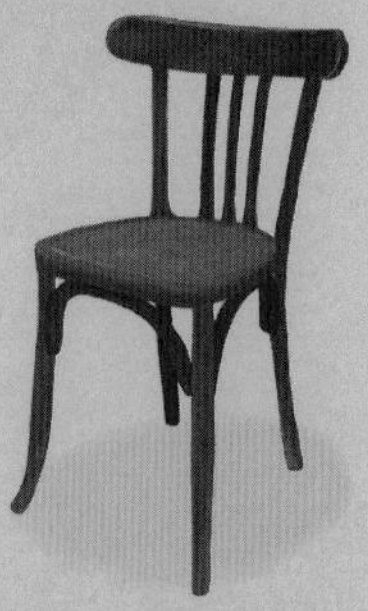

第3章

不開藥醫師的心療法

——許瑞云訪談

許瑞云小檔案

● **學歷**

波士頓大學醫學博士

哈佛大學營養學及流行病學碩士

● **經歷**

哈佛大學醫學院講師

哈佛麻省總醫院內科主治醫師

花蓮慈濟醫院能量醫學中心主任

花蓮慈濟醫院高齡暨社區醫學部副主任及教學部教學型主治醫師

● **現職**

「心能量管理中心」執行長

具備完整西醫醫學教育養成與多年臨床經驗，對於中醫、自然療法、能量醫學、心理諮商等領域亦有深入研究，多年來致力整合不同醫療領域的學養與知識。近年來積極推廣「身心一體」的概念：身體疾病往往根植於個人「心念」；只要調整改變心念，不僅身體得以療癒，自我與周遭的關係（尤其家庭關係）也會變得和諧，進而讓生命更加圓滿、幸福。

許瑞云醫師在台灣醫界是很特殊的存在。她在哈佛大學及波士頓大學接受正統的西醫教育，得到人人稱羨的哈佛大學醫院主治醫師和講師的職位，但是她很叛逆，聆聽內心的聲音之後，居然跑去涉獵跟西醫完全不同的各種醫療範疇，包括能量醫學、自然療法、中醫和心理諮商等等，回到台灣後變成了一位「不開藥」的醫生。

跟主流醫學反向而行，我覺得需要很大的勇氣。許瑞云笑著反駁說，她不是叛逆，只是對醫療有自己的想法。而這一路走來的追尋，其實是起源於對現代醫療感到失望的挫敗感。

「我年輕時擔任住院醫師，每次看到病人沒有治好，總覺得是我自己學藝不精，所以來到哈佛醫學院進修，然後在頂尖的教學醫院執業，身邊全是首屈一指的名醫。直到這時我才發現，有好多疾病西醫根本就束手無策。」

她還記得，當時遇到了幾個醫學界的新興病例，像是慢性疲勞症候群，還有俗稱公主病的纖維肌痛症（fibromyalgia），患者全身都很容易痛，經常感到疲累無力，但送到西醫各專科做檢查，都找不出確切病因。

就連一般人常見的慢性病，像高血壓、糖尿病，或是胃酸逆流、便祕、腸躁症等，西醫都只是用藥物控制和治療症狀，無法真正斷根，病人必須長期依賴藥物過日子。

「我對這樣的醫療方式覺得很遺憾，心想應該還有其他辦法吧，所以就到處去拜師學醫。」她說，在探索的路上，很幸運地遇到過很多奇人異士，他們神奇的療法讓她大開眼界，原來我們對身體的所知如此狹隘和有限，也刺激她開始思考醫療的多重面向。

我對她口中的奇人異士很好奇，但她不願意多說，擔心有怪力亂神的嫌疑。她覺得每個老師都有自己的專長和特色，而她從這些老師們身上學會最重要的一件事，就是要相信自己的身體，因為我們每個人的身體裡，都蘊藏著強大的自癒能力。

許瑞云強調，我們常以為生病要吃藥才會好，其實不是。病人會好不是因為藥物，而是自身的免疫系統被啟動。譬如感冒，多休息就會好，藥物只是緩解症狀，讓你比較舒服；又譬如割傷燙傷，醫生只是幫你消毒預防感染，真正修復傷口的還是要靠你身體的自癒能力。

所以她看病從不開藥，而是去找出疾病的根源。「我們身體有四十兆到七十兆細胞，是一套非常精密、非常聰明的系統，基本上不會出錯的。那它為什麼會生病？為什麼會有這些不健康的反應？一定有它的道理。我很尊重身體的智慧，而且對能量很敏感，所以我會去找這個病來自哪裡，只要知道致病的源頭，就可以對症下藥，從根本的地方解決。」

「齁！出現『藥』這個字。」我很得意抓到這個關鍵字。

只開「心藥」，治癒了各種疑難雜症

「我的藥是心藥，或情緒藥，不是物質性的西藥或中藥。」許瑞云用溫柔語氣緩緩地說，很多疾病的根源都跟「心」有關，也就是情緒和壓力。

「譬如你對某人很生氣，你的身體一定有反應，對不對？可能血壓升高、心跳加快、眼冒金星、握緊拳頭想揍人。當你氣消，憤怒反應也會消失。譬如你看恐怖片，身體有很多害怕反應，看完電影後就好了。這些都是正常反應。但是，如果這些負面情緒反應長期存在身體裡面，久而久之就會出問題。」

所以面對病人時，許瑞云會去檢查他的能量場，看看情緒上卡住的點是什麼、為何會一直卡住不放，然後幫他調整和釋放負面能量，並教他如何改變和轉念，走出這個卡點。當一個人想通了，放下心裡糾結，就能踏上痊癒的道路。這就是她說的心藥。

不開藥的治療，聽起來不可思議，但許瑞云卻成功治癒了許多慢性病和疑難雜症。「像糖尿病和高血壓，西醫都說要吃藥一輩子，但這只是治標，不是治本。對我來說，不吃藥而依然健康，才叫真正的治癒。」

我忍不住好奇問道：「如果生病是純物理性的，好比說食物中毒，還是得用藥物治療吧？」

「當然。但即使是物理性的病痛，我也常發現背後有心念的作用。」許瑞云舉例說，譬如有人手麻、腰痛，醫生照了ＭＲＩ（磁振造影），診斷病名是椎間盤突出、長骨刺壓迫到神經，或骨頭異位等等，看起來都是很單純的生理疾病。當這位病人來到診間，許瑞云立刻觀察到他的全身很僵硬緊繃，可能長期處在生氣或焦慮的情緒，身體緊繃久了，就會拉扯到整個肌肉骨骼結構，導致各種變形。

「所以我還是一樣，先找到他情緒繃緊的問題點，然後幫助他從身體到心理都鬆脫掉，不再壓迫拉扯，這些症狀就可以改善消失。」

心念可以創造疾病，也可以讓疾病消失

許瑞云說，根據愛因斯坦的理論，**能量和物質是可以互換的**。而心念是一股很強大的能量，可以創造出疾病，也可以讓疾病消失。所以她常告訴病人，要治病不是靠醫生，而是靠你自己。

「我可以跟他說，這個病的根源來自哪裡，可以怎麼改變、怎麼走出來，但真正去做的人還是他自己。」許瑞云強調，她不是神醫，不是每個人來看她都有用，如果當事人不願意相信，不願意面對問題，不肯做出改變，一切還是無解，疾病的功課會一直存在。

我把訪談拉回到我最關心的癌症主題：「請問癌症也可以靠心念治癒嗎？」「當然可以。」她很篤定地說。但隨即補充：「只不過癌症的情緒根源更深層、更複雜，尤其惡化很快的癌症，通常都跟不快樂的怨念有關，這一定要解

套，細胞才會開始修復。」

「在你看來，癌症到底是什麼？」

「以西醫的角度看，癌症是不規則的細胞病變。而在我看來，癌症腫瘤是一團堵塞不通、很扭曲的能量，能量頻率很混亂，非常暗沉，雜亂無章。台大病理學教授李豐也罹患過癌症，她用顯微鏡去看癌細胞，真的是很扭曲、很難看，和一般的健康細胞完全不一樣。所以不論就物質體或能量場，我們所見還滿雷同的。」

我希望她舉一個例子，說明她是用什麼方法治療癌症。她分享一個早期的案例：

「那個病人來看我的時候已經胰臟癌末期，癌細胞蔓延全身。胰臟癌在西醫是很難治的，北部各大醫院他都跑遍，該做的化療、電療、各種療法都嘗試過，身體變得很瘦弱，皮膚泛黑，整個人能量很暗沉，典型癌末病人的樣子，好像生命之火即將要熄滅。」

「我幫他診斷之後，發現他胰臟癌的能量是出於個性。他是一個大主管，脾氣火爆，很愛生氣，任何人事物只要不順他的意，就大爆炸。我跟他講，第一要改變個性，要深切懺悔，特別是對他過去曾經傷害過的人。第二要改變看事情的方法，要學習看別人順眼。然後搭配健康的生活作息和飲食，他也很努力練氣功。」

「原本醫生預估他只剩三到六個月，每一家醫院都這麼說，他看過的醫生都說沒救了，沒辦法了。但過了七、八年，他現在還活得好好的。」

真是振奮人心的例子。「所以最重要的解方就是改變心念？」

「對，改變心念，改變為人處事的態度，改變看自己和看世界的方式，就這麼簡單。」但是對當事人來說，要把過往的習性徹底翻轉，真的要有堅強決心才行，所以許瑞云再次重申，會治好不是因為她，而是病人自己願意徹底改變，這是病人自身創造的因緣。

子宮頸癌患者的親密關係課題

關於癌症，許瑞云還有一個很特別的觀察。

「在我診療過的癌症患者中，我注意到子宮頸癌患者有一個鮮明的特性：幾乎都有親密關係的課題。我不知道為什麼，但至少我看過的案例都有被劈腿、被背叛的經驗，或處在很不快樂的伴侶關係，內心有很多衝突，情緒卡得很緊，想到對方就非常生氣，傷心又憤怒。」

而其他像乳癌或肝膽腸胃肺部癌症的患者，就沒有這種特定性，課題沒那麼單一又顯著。

「那如果子宮頸癌患者要轉念，該怎麼做？要原諒曾經加諸在她們身上的背叛和痛苦嗎？」我覺得這是一道很漫長而辛苦的難題。

沒想到許瑞云立刻搖頭說：「也不是。很多人會把原諒、放下掛在嘴邊，但痊癒的旅程絕不是這麼簡單。」

許瑞云耐心地解釋說：最重要的是幫助患者看見，任何的劈腿、外遇會出現，可能這份親密關係本質上已經有許多潛伏的問題。不然在熱戀的時候，我眼中只有你，你眼中只有我，哪來的第三者？一定是兩個人之間不知不覺心早已走遠了。

「所以重點不是誰犯了錯、誰是受害者、誰要原諒誰，而是每個人都必須為自己的行為負起責任。如果劈腿是對方所做的行為，那就是對方的責任，我把這個責任歸還給對方，我不需要為對方的行為負責。但我也要負起我這一邊的責任，畢竟兩個人的相處如果常有衝突或不愉快，應該彼此都有個性上的不圓滿處。所以如果還有其他問題，我會去能量場看看他們兩個的相處到底怎麼一回事。」

總之，治療的第一步，許瑞云會先處理患者長久積壓的心痛能量、怨懟能量、悲傷能量等。阻塞的能量清理疏通之後，患者才有辦法恢復理性思考。

接著是幫助他看見自己其實也有一部分責任。當他願意承認這一點，自然就沒那麼氣憤了。

最後，當他更進一步願意做到彼此祝福，心中怨念和恨意就會轉化。畢竟他們曾經愛過彼此，當負面能量消除後，愛和彼此感謝的柔軟之心會重新浮現出來，糾結的情緒也會慢慢消解。

「所以療癒的目標是幫助患者更清晰地回看這整件事，更全盤地去理解兩人親密關係演變的過程，而不是一直卡在『被背叛』這個傷痛點。以理性而成熟的態度接受現實，負起各自的生命責任，就會帶來真正的轉化。」

我被許瑞云這番話感動了。如果受傷的心可以得到療癒，身體的病痛也會跟著釋放和紓解吧！

能量醫學的整體觀

最後，我想確認一個關於定義的問題：「你常常提到能量，可以簡單解釋一下什麼是能量嗎？」

「從能量醫學來看，萬事萬物都是能量，都是一種震動的頻率。譬如我們人體是由細胞組成，細胞還可分成更小的單位，分子、原子、質子、中子、電子、夸克、微粒子，分析到最後你會發現，整個人體其實就是各種複雜頻率的波動現象。」

許瑞云說，既然世界上所有一切都是能量，那麼你是能量、我是能量、情緒是能量，杯子也是能量。透過能量的共振，人與人之間、人與萬事萬物之間全都互相影響，息息相關。

我們都以為治病就是治療身體，其實不只如此。身體並不是一個單獨存在的孤島，它跟心理、情緒、生活型態、外界各種人際關係都有緊密的關聯。所以能量醫學並不是像西醫一樣的頭痛醫頭、腳痛醫腳，而是強調整體觀。

「當患者來找我，大部分是帶著痛而來。不管身體的痛還是心理的痛，背後可能潛藏著各種問題。所以我看病的時候，不是只處理患者的身體病痛，也不是只調整這個人的身心靈狀態，更重要的是，我常常在處理患者跟別人的關係，尤其是跟親密伴侶的關係、跟父母的關係、跟孩子的關係。」

這樣整體性的治療處理過後，不但患者本身會輕鬆很多，他的家庭、他身邊的人也會跟著變好。

許瑞云認為，一個人如果人際關係一塌糊塗，他很難會有真正的快樂和幸福。人和人之間長期的冷漠疏離、困難衝突，往往是疾病的潛在根源，而轉念和行動的改變，可以傳遞正向訊息，提升自己和周遭環境的能量場，促進身心整體健康，這才是真正治本的療癒之道。

超越二分法，追求整體共好

能量醫學的整體觀聽起來很棒，我覺得應該要多多推廣。許瑞云卻淡定地說，她比較隨緣，有機會就去開課或演講分享一下，有人能夠敞開心懷去感知能量的訊息當然很好，但若緣分未到，她也不會強求。

她再次強調，她的治療方法並不一定適合所有人。每個人有不同的想法和心念，碰到生病時，自然會去找跟自己觀念相呼應的醫生。

「當人類還處在二分法的思維方式，西醫一定會是主流，因為它就是一種非友即敵、二分法的醫療手段，看到一個腫瘤，立刻想除之而後快。而有些人願意跟腫瘤共存，傾聽身體和心靈的聲音，花時間去探索疾病背後的根源和意義，就會去尋找不一樣的治療之路。」

許瑞云進一步說，從更寬廣的角度來看，人活在世界上很難離群索居，獨善其身，因為你生活上所需的一切都要依靠別人，你沒辦法自己製造衣服、自己種植食物，大家都在分工合作。我們呼吸著一樣的空氣，喝水的源頭也一樣，每個人都是整體的一部分。所有的宗教都在講整體性、眾生一體，事實上非常有道理。

「當我們認識能量以後，就更能夠體會，所謂的健康和痊癒，不只是個人內在身心靈之間會相互影響，人和人之間也是時時刻刻以看得見或看不見的方式彼此牽連，所以要自己好就得要共好，共好就是從我個人到我的家庭，到我的社會國家，甚至於超越文化、語言、種族，都是一個整體的共好，就像蝴蝶效應，全世界是環環相扣的。」這是許瑞云眼中看到的世界。

而如何讓我們整體社會能夠共好，也是許瑞云身為療癒者想要一步步努力朝向的目標。

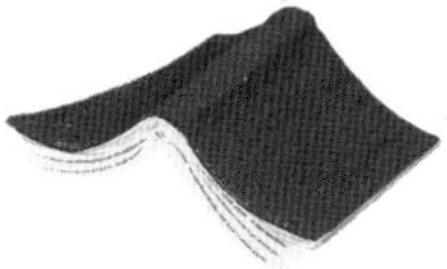

「我覺得癌症的內在聲音是想要毀掉自己。這是很深層的心理動力，我們必須抽絲剝繭，進入到病人的意識冰山裡面，去尋找是什麼樣的原因讓他想要自我毀滅，離開地球。」

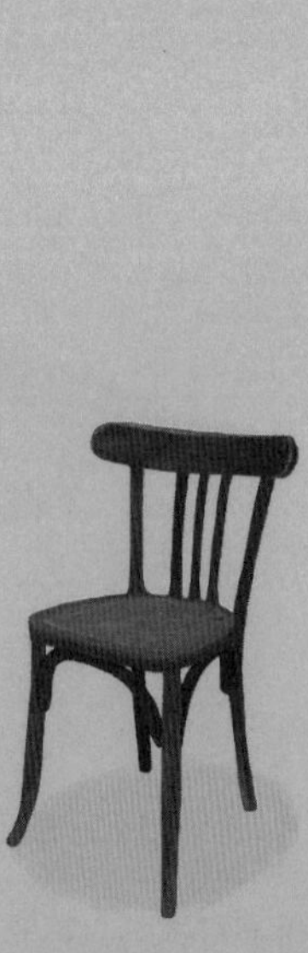

第4章

既是醫生又是病人的體悟

——林君宜訪談

林君宜小檔案

學歷

美國約翰霍普金斯大學博士
中國醫藥大學中西醫雙執照
台灣芳香醫學會醫師
英國巴哈花精國際花精應用師

經歷

秀傳醫療體系研究輔佐中心主任
秀傳醫療體系核子醫學科主治醫師
國立彰化師範大學合聘助理教授
輔仁大學醫學系兼任助理教授

● **現職**

核子醫學科專科醫師

從小到大生各種怪病，西醫找不出原因，雖然最後診斷出是幾種不同的自體免疫疾病，還領到終生有效的重大傷病卡，但西醫還是救不了她。本身受過完整主流醫學訓練，但為了治病只好去找自然醫學，嘗試各種不同的療法。疾病成了她的定錨點，自救救人的經驗，讓她有了與眾不同的體悟，也開啟了她跨領域的醫學研究之路。

接受採訪前，林君宜特別強調，以下言論純屬個人經驗，並不一定獲得主流醫學認可，也缺乏系統性的醫學研究，僅供參考。

林君宜是核子醫學科的專科醫師，主要工作是功能性影像診斷判讀，及放射性同位素療法。放射性同位素療法跟一般的電療不一樣，最常應用在甲狀腺癌患者身上，還有其他類型的癌症患者，聽起來是很神祕又厲害的專業。

讓人意外的是，她同時也是一個病人。

「大概讀幼稚園的時候吧，爸媽就覺得我的脖子有點腫，不太對勁，帶我去看醫生。可能當時醫療不是很發達，或者我的病徵比較怪，這個醫生說甲狀腺亢進，另一個醫生說甲狀腺功能不足，還有醫生說要馬上安排住院開刀，媽媽嚇得趕快帶我逃走。」

從小到大，只要有人介紹哪個教授級醫師很有名，媽媽就帶她不辭千里去求診，每天吃各式各樣五顏六色的藥丸。直到她讀大學時，去做甲狀腺細胞穿刺檢查，終於診斷出是橋本氏甲狀腺炎，這是一種自體免疫疾病。

「醫生說這個病已經晚期了，所以一輩子都要吃藥。沒關係，反正我吃藥習慣了，只是我有一點跟別人不一樣，每天傍晚五、六點就沒電想睡覺，然後早上四、五點醒來。」林君宜自嘲說，年紀輕輕就過著老人家的生活作息。

她帶著病順利完成醫學院、接受醫師訓練、結婚、生小孩、去美國讀博士班。以為人生從此步向坦途。

沒想到三十多歲時，她突然全身關節痛，疼痛跟無力會全身跑來跑去，莫名其妙就突然發作，雙肩疼痛無力的時候，連用手推開車門都沒辦法，很苦惱。找了骨科做了X光檢查，神經外科做了脊椎的核磁共振，醫生說一切正常，沒有一百分也有九十九分。她聽了充滿疑惑，症狀如此明顯，怎麼會一直找不出病因呢？

「後來去了免疫風濕科，才檢查出我有乾燥症，還懷疑合併紅斑性狼瘡，領到一張終生有效的重大傷病卡。這是藍鑽等級的喔！因為癌症患者的卡片期限才五年，可是我一領就終生有效了。」性情開朗的她不忘苦中作樂自嘲。

那陣子她不斷吃藥、打針，還自費做了兩次免疫治療的療程。身體狀況比較穩定之後，她知道西醫目前無法根治她的疾病，就開始尋找、嘗試不同的療法，注意飲食和運動。

而一個重要轉折點是，她去學習靜心。

「當我安靜下來，把心從外面的花花世界收回來，才知道我們的心就像一只裝水的玻璃杯，裡面其實有很多雜質，只是我們一直忙忙碌碌，無法看見水裡面的雜質。靜心之後，我比較能察覺自己大腦裡面到底都在亂飛著什麼樣的想法和雜念，這是很重要的新發現。」

在那之後，她繼續求醫，甚至曾飛去德國和葡萄牙找整合療法的醫生，同時也開始學習各種輔助療法。別人醫不好她，只好想辦法自己醫自己，於是她學習了靈氣、巴哈花精，並取得國際花精應用師的執照，也因為父親罹患淋巴癌，為了舒緩父親身體不適，她學會操作量子儀器與頻率治療的儀器。

疾病是我生命中的定錨點

她既是醫生，又是病人，我好奇問她，是否曾經思考過疾病對她的意義？

她點頭說有。當了幾十年病人，漸漸地確實有一些新的體悟。

「我覺得這個疾病對我來說，很像一個重要的錨。如果我沒有得這個無法根治又麻煩的疾病，我今天大概就是一個很單純的核醫科醫生。由於主流醫學的醫師宣告我是一輩子的自體免疫疾病患者，才讓我的生命發生轉折，做了許多探索、學習與轉變。」

這些自救救人的學習經驗，她很樂於跟其他病友分享。她曾經在彰濱秀傳醫院的樂活紓壓中心開設「中西整合免疫門診」，這是一種整合醫療，診療者包含一位西醫師、一位中醫師，而林君宜負責輔助醫療的部分。她想透過這個特別門診告訴被難纏疾病所苦的患者，如何透過意識的提升和轉換，達到身心靈的平衡。

根據意識冰山理論，人的意識就像一座冰山，自己可以覺察的只有百分之五到十，而在海面下看不到或者無法察覺的，則占了百分之九十到九十五。

「像我們這種長期的慢性病病人，常常會有自我批判、自我譴責的潛在意識，覺得這個身體真差勁，醫生說沒救了，然後我這輩子完蛋了，一直在負面情緒和挫敗感裡打轉，無法跳脫出來。所以我會跟病人強調，要改善身體健康，心念和腦袋的想法非常重要。」

她舉例說，科學家做過實驗，讓小學生養兩棵植物，一棵一直罵它，另一棵不斷讚美它，才經過幾天，被罵的那棵垂頭喪氣枯萎了，而被讚美的那棵卻漂漂亮亮蓬勃生長。

我立刻想到日本科學家做的水結晶實驗，如果你對一杯水說「我愛你」，水分子結晶就很美麗，但如果罵它、詛咒它，顯微鏡下的水結晶就變得黯淡扭曲不漂亮。

這也是林君宜經常引用的例子。「我會跟病人說，你看喔，連植物跟水，被讚美和被臭罵都有截然不同的結果，何況是人。如果一直責罵或討厭自己的身體，身體也會長歪、每況愈下喔！」

量子儀器幫助患者了解自己的深層意識

可是，要讓病人察覺到自己意識冰山下面在想什麼，其實並不容易吧？

林君宜承認這確實很難。她舉例說，不久前有一個認識的朋友來她的門診求助，主訴是內心有很多負面思考和消極情緒。在對方陳述的過程中，她透過傾聽慢慢釐清問題。

原來這位朋友眼前有兩條路，他自己很想做A，可是家人的期待和社會文化的框架，都要求他做B。在他選擇B之後，心裡卻一直有受困的感覺，很不開心，很希望知道要怎麼做才能在B繼續撐下去。

會談之後，林君宜已大概知道他負面思考的根源，但也好奇他的意識冰山下面藏著什麼，為何會一直待在討厭的事物中，彷彿被綁架無法脫困。

「我有一台量子儀器叫TimeWaver（時空波），我請他許個願望，看看儀器會給什麼建議。他的願望是要如何繼續待在B，儀器跳出的訊息卻是：『我很生氣，這根本不是我要的！』很神奇吧？」

林君宜說，這台量子儀器近十幾年才在德國研發出來，可以檢測一個人內在真實的想法，她的父親暱稱它叫神仙機。

「我說你自己看吧，這是儀器寫的，不是我講的喔！你一直在違反自己的意願苦撐著，許的願望並非自己真正想要做的呀！」林君宜說，如果對方願意，未來可以繼續探討，深入發掘意識的大冰山下面，究竟埋藏著什麼樣的故事，讓他如此不快樂卻依然選擇繼續委屈自己，背後一定有個很重要的根本原因，不把它找出來，負面情緒很難徹底解決。

這台量子儀器很神奇，裡面儲存著超過百萬筆的豐富資料，在進行檢測之前，林君宜必須跟病人進行深入的對談與溝通，找出彼此都認同可能是根源的問題，再來許願，儀器才能精準檢測並提供中肯的建議。尋找潛意識裡的根本原因不是一次就能達成，因為人類的意識層層疊疊，相互影響，我們有好多扇心門，要找到正確的鑰匙，把第一道鎖打開，處理完這道心門裡面的問題之後，再去找下一道門，一層一層逐漸解鎖，才能解決根本問題。

我覺得她的比喻很具體也很真實——人類的內在問題比較複雜，尤其當一個人已經把自己折騰到變成病人，就更麻煩了。我好奇問她：「你這個門診一天可以看幾個病人？」林君宜笑說，她一個診限掛三位病人，主要是因為每個病人都要花很長很長的時間深入討論，才能找出藏在內心深處的情緒問題。幸好她的本業是核醫科醫師，再加上當時服務醫院的支持，她才可以不計時間成本來服務病人。

花精和精油是很好的輔助工具

除了量子儀器，林君宜也經常調配花精給病人使用。她的形容聽起來很美：「根據我的親身體驗，喝了花精之後，彷彿一陣春風溫柔地吹過，帶走負面情緒，情緒很快安穩下來，意識也提升到寧靜美好的境界，我很喜歡這樣的自然療法，心安就會平安。」

碰到容易生氣、焦躁、沮喪、憂鬱，無法控制情緒的病人，花精效果很好。林君宜說，當患者已經知道問題在哪裡，也願意嘗試改變，但一時之間還無法做到，喝了花精之後常會驚嘆：「奇怪耶！我脾氣變好了。」這會讓對方有力量做出改變，展開良好的正向循環。

林君宜舉例說，有一個小弟弟因情緒起伏很大，家長原本計畫把他送去精神科，但是小孩極力反抗不肯去，於是來到她的門診。大概花了一個多月，小弟弟情緒就穩定許多。

我問：「你只使用花精嗎？」

「對，後來也從 TimeWaver 讀到一些訊息，我告訴小弟弟，你的某些想法有一點卡關，就像大腦程式裡有幾個小 bug，導致運作不良，我們要進行修正和升級，大腦 app 掃毒、更新下載後，就不會『秀逗』了。」而那位小弟弟也欣然接受。

除了花精，林君宜也是精油的愛用者，她覺得精油對身體的舒緩效果非常快速。「像我們女生在生理期前，腰腹部會痠脹疼痛，有一次我要去台北上課一整天，早上起來很不舒服，可是急著趕去坐車，就隨手抓了幾支精油塗一塗腰部腹部，還沒到台北就完全緩解了。」

林君宜說，自己的體質很敏感，連吃一般感冒藥都會不舒服。有一次她鼻塞，使用大西洋雪松精油噴霧，意外發現鼻子一下子通了，她查了資料，才發現大西洋雪松具有抗組織胺的作用，讓她很高興，自己的身體果然是最好的實驗對象。

搭起不同醫療領域的對話橋梁

聊著聊著，林君宜提到疾病對她還有一個重要意義，就是讓她開始做跨領域的整合醫學研究。

「像我這樣的病人，需要各種醫療方式來進行整合照護，可是西醫、中醫、自然醫學各有各的語言，不同的醫療理論與概念很難互相溝通。怎麼辦呢？不然由我來做點跨領域的醫學研究吧，讓不同醫療領域的語言有機會互相了解。譬如中醫講的陰虛，在西醫指的可能是身體的慢性發炎反應，透過跨領域的醫學研究，逐一比對彼此的醫療語言所代表的涵義。」

林君宜已經著手進行一些研究，譬如她對肺癌細胞進行靈氣治療，然後觀察癌細胞基因的變化，希望搭起西醫和靈氣之間的對話橋梁。

此外，她和研究團隊還做了兩梯次、總共六十人的靜心營實驗。

「我們找完全沒有經驗的素人，把大家集中在一個清靜的地方，從頭開始教他們靜心的方法。我們只有兩個要求，第一是手機統一保管，第二是不能講話，要禁語，盡可能減少外在干擾，讓心好好地安靜下來。」

結果才短短三天兩夜，幾乎所有人的經絡能量都大幅提升，原本失衡的經絡能量也趨於平衡，壓力跟焦慮指數明顯降低，心理健康評量分數也有顯著進步。這個整合醫學的研究成果，已經被醫策會（醫院評鑑暨醫療品質策進會）所認可的《秀傳醫學雜誌》接受，將於二〇二四年底刊登出來。

「有一個婆婆中風之後情緒一直很不好，她剛來的第一天很不開心，一直抱怨說她的腳不好，不能盤腿。我說沒關係，阿姨您只要坐著，不要吵到旁邊的人就好，我們是要練心，不是要練你的腳哦……不斷鼓勵她。到了第三天，她臉上的皺褶都打開了，要回家時笑咪咪地跟每個人握手說謝謝。她的家人也很高興。」

還有一個四十來歲的憂鬱症患者，記憶力嚴重減退，什麼都記不住，很沒有自信。靜心營回去之後剛好換新工作，新工作需要接受很多資訊，他發現頭腦居然變得很清楚，記憶力改善很多。他本來已經放棄自己，沒想到才短短三天兩夜的靜心，記憶力就大幅進步，讓他重拾信心。

「我們得到的實證數據是群體測量的結果。而這些單一個案給我的正向回饋，更讓我覺得很感動，感覺超棒的。」林君宜很高興地說，連她先生（也是醫師）參加完三天兩夜的靜心營，想法也有轉變。他原本對主流醫學以外的療法嗤之以鼻，認為都是安慰劑效應，但是親身體驗過靜心營之後，居然主動提議可以讓兒子也去試看看。這是超乎她想像的意識轉化，讓她對跨領域的醫學研究更有動力。

癌症病人要學習跟自己連結

在核醫科或中西免疫門診，林君宜都會接觸到癌症病人。我照例提問：「在你看來，癌症是什麼？」她的回答讓我嚇了一跳。

「我覺得癌症的內在聲音是想要毀掉自己。這是很深層的心理動力，我們必須抽絲剝繭，進入到病人的意識冰山裡面，去尋找是什麼樣的原因讓他想要自我毀滅，離開地球。」

林君宜舉例說，有些癌症病人來求醫，並不是真正發自內心想要治療，而是被家人、伴侶或朋友逼來的，是為了應付別人的期待而來看診。如果他的意識沒有轉化成為自己活下去而努力，治療會很難成功，**壞的病根還在，壞的果實就會一直長出來**。

當然也有病人是真的很想活下去，但是卻碰到另一個問題：他們太不了解自己，因此很難做出改變。

曾經有一個求生意志很強的乳癌病人，完成主流醫學的治療後一直長皰疹，本來是兩三個月發作一次，後來週期愈來愈短，兩週就發作一次，讓她不勝其擾。幾次門診之後，林君宜發現她的皰疹跟情緒有高度關聯性，但每次問她：「你最近有什麼事不開心嗎？」她都說沒有，一切都很好。藉由量子儀器TimeWaver檢測，顯示情緒問題之後，病人才明瞭內心其實有很多負面情緒。她連自己平常在想什麼都不清楚，需要透過儀器來告訴她，更別說冰山底下的深層意識了。

林君宜說，面對這類病人需要花很多時間，反覆帶領他們學習如何覺察情緒和感受。病人把自己折騰到癌症都冒出來了，冰山下面肯定有很多刻骨銘心的故事，也有很多塵封已久的心結需要打開，但他們不習慣誠實面對自己，要徹頭徹尾的改變，有時候很困難。

「像我自己走在療癒慢性疾病的道路上，也是花了六、七年才漸漸學會自我覺察一步步的轉變，確實不容易也急不來。」

但是大部分的癌症病人很心急，期待馬上看到療效。林君宜常常跟他們解釋：身體生病經過開刀吃藥可以很快改善，但現代人很多疾病是長期的負面情緒、心的失衡所造成的，所謂**萬病由心起**，**病根在心**，需要花時間去探索，只是這個原理不是每個人都能夠理解。

所以，每當林君宜聽到病人抱怨說，他都有做運動、認真吃抗癌飲食、早睡早起，該做的都做了，為什麼癌症還會復發？她也替他們覺得很冤枉，很心疼。這時候她會分享自己身為慢性病人的經驗，還有親身經歷的各種酸甜苦辣，藉此鼓舞病人的信心，讓他們不再感覺那麼孤單。

「我是醫生也是病人，聽起來很療癒吧！」林君宜調皮地哈哈大笑。她希望用自身案例鼓勵病人：「我們一起努力，把真正的病根找出來吧！它可能藏在你不知道的意識冰山裡面。」因為疾病的治療有很多層面，我們不能只處理表面，要利用這個機會把自己從內到外，好好地清理整頓，做出改變，才有機會獲得真正的療癒。

以自身案例激勵其他患者

林君宜同時有主流醫學和自然療法兩個領域的經歷，本身又是病人，她覺得每一種醫療方法都各有所長。譬如癌症治療，主流醫學可以快速有效地處理病灶，為病人爭取更多時間，慢慢學習覺察內在情緒和進行意識提升與轉化。

目前，林君宜以整合醫療的方式來處理自身的自體免疫疾病，過去曾經有四年的時間完全停掉西醫藥物，但是發現身體產生不良反應之後，又恢復規律吃西藥，並搭配身心靈的整合療癒方法。

「其實我的抽血數字很驚人，正常人的數字大概四或五左右，我有一萬多。」但她曾經跟家人一起登頂富士山，而玉山醫療隊是她過去服務的醫院所負責，所以她也曾經率領醫療團隊爬上排雲山莊，登上玉山做醫療服務。她秉持的心態是：誠實面對，坦然接受自己所有的狀態，打開心胸接受治療，生命依然美好且充滿無限可能。

幸運的是，她的主治醫師很開明且有彈性。「他還會拿我的抽血指數去激勵病人。」林君宜開玩笑地說。

「什麼意思？」我一時沒聽懂。

「譬如有病人的指數一千多，知道自己的病情後驚慌失措，既焦慮又害怕，我的醫生就會跟他說，放寬心啦！隔壁那個傢伙的指數是你的十幾倍，還不是天天正常上班、開開心心去爬山、出國玩，活跳跳的呢！」林君宜一面說一面哈哈大笑。

採訪最後，林君宜認真地說：「今天能夠坐在這邊分享經驗，我覺得很重要的是，我們有很強大的主流醫療做為支柱，先幫病人做各種緊急處理，才有機會走到意識提升這部分。所以我很感謝，我們擁有這座主流醫學的巨大靠山。」

希望她的跨領域醫療研究能成為這座靠山與其他療癒領域之間的橋梁，幫助更多為疾病所苦的病人走上身心靈整合療癒的康復之路。

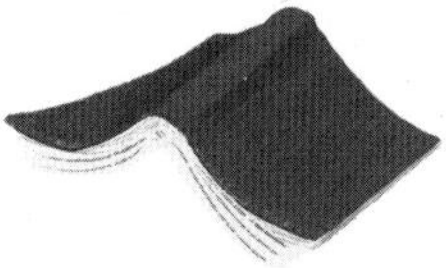

「癌症是自己身體裡的細胞轉變過去的。講通俗一點，細胞就像我們的小孩，而孩子會變壞，通常是接觸到不好的環境，養成壞習慣……要治療癌症，就要放寬心，開始當個好父母，好好照顧身體的需要。」

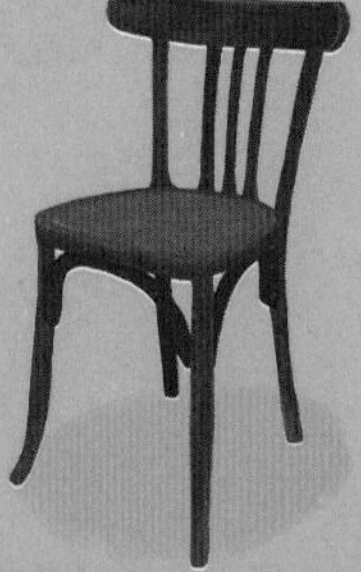

第5章

融會中西醫的佛心醫者

——許中華訪談

許中華小檔案

● 學歷

陽明交通大學公共衛生研究所博士

中國醫藥大學中西醫結合研究所碩士

中國醫藥大學醫學士（中西醫雙修）

● 經歷

台北市立聯合醫院林森中醫昆明院區院長

社團法人中華芸生會創會理事長

社團法人台灣寬心癌症關懷協會創會理事長

內科專科醫師、中西整合專科醫師、安寧緩和專科醫師

● **現職**

陽明交通大學傳統醫藥研究所暨中醫系教授

台北市立聯合醫院林森中醫昆明院區中醫師

財團法人台東縣私立芸生社會福利慈善基金會董事長

生長於中醫世家，承傳中醫智慧血脈，完成西醫嚴謹的專科醫師訓練後，致力中西整合醫學。行醫三十餘年，臨床診療六十多萬人次，其中許多是癌症患者。自我期許是把病人的病看好，把學生教好，做一名平民化的醫師。著有《脈的禮讚》、《寬心癌友》、《君臣佐使》、《扶正的力量》、《扶正的樂章》等。

許中華是中醫界的傳奇人物，他有許多讓人津津樂道的事蹟：橫跨中西醫、開設癌症中醫特別門診、建立一套完整的癌症諮詢中心、成立第一個中醫界的癌症病友會，並且經常到偏鄉義診，每年跟癌症病友一起去花東騎腳踏車或祈福行腳等等，讓我對這位佛心醫者充滿好奇。

許中華臉上總是帶著溫和的笑容，讓人覺得很可親。他出生在中醫世家，承傳中醫血脈，近百年歷史了。他大學是中西醫雙修，畢業後到西醫院上班，內科、急診室、加護病房都待過，西醫的歷練非常完整。

在台灣，西醫是主流。為何他會逆流而行，從西醫轉到中醫呢？

「我的體內應該流著中醫的血液吧！」許中華說，他一直很喜歡中醫，對中醫的療效很有信心。記得早期在內科值班，有個護士小姐一直咳嗽，咳很久都治不好，他開了一帖水煎藥給她，很快就好了。還有一次在急診室有人一直打嗝，他幫對方針灸，馬上止嗝。同事都很訝異，感受到中醫的神奇，漸漸地全院都知道他會中醫，碰到一些醫療瓶頸時，也會推薦病人去找他試試看。

後來醫院要開設中醫部門，請他負責規劃，他就順勢轉到中醫領域。

「當時我已經是將完成訓練的專科醫師，轉任中醫後薪水可能變少，身分地位也不一樣，身邊的人都建議我要三思。可是我對中醫深具信心，所以並不在意。」

開設癌症中醫特別門診，病人絡繹不絕

中醫是整體醫學，他的門診本來什麼病都看，後來為什麼會專攻癌症呢？

「說來滿難過的。我以前常到新竹尖石那邊義診，我們醫療團隊裡有兩個很好的同事，都因癌症陸續過世，讓我很捨不得。」許中華說，那時候他的中

醫技術還不夠厲害，沒辦法救他們，所以他下定決心好好鑽研癌症治療，以彌補這個遺憾。

「我的癌症門診剛開始也是中規中矩，病人來看病，我就把脈、問診、開藥。一段時間後，發現這樣不夠，癌症病人心裡有很多害怕、焦慮、不安，會想問很多問題，但門診時間很短，我就把他們關心的問題和解答都寫成小冊子，免費贈送。沒想到這樣還是不夠。」

許中華記得十幾年前有一位肝癌末期患者，西醫都說沒救了，經過他的調理，又多活好幾年。病人走了之後，他兒子帶來一包牛樟芝，想轉送給需要的病友。許中華拿去泡水一看，全是染料的顏色，根本是假的，家屬卻花了二、三十萬買它。

「我覺得很苦惱，我已經研發了扶正的方劑『寬心飲』，平價又有療效，也寫了書給他們看，為什麼病人和家屬還會被騙？而且這種事很常見，到底要怎麼解決？」

許中華決定利用每個月的休假時間，歡迎病人和家屬過來，有任何關於治療和保健的疑問，他當面回答。但他一個人時間有限，最好有一群團隊分工合作，所以他就建立一個癌症諮詢平台，邀請年輕醫師、護理師、藥師、營養師和病友志工們一起來參與，不論病人是需要住院、復健、日間照護、營養諮詢、針灸推拿，都有人即時提供諮詢和協助，讓病人安心。

成立癌症諮詢平台，立志做「民醫」

「我的概念是，病人來到我們醫院，就像買了一張門票，走進一座遊樂園，你有任何需求或疑問，都有人會熱心回答並幫助你。病人不但可以得到正確資訊，還可以認識很多志工朋友，彼此鼓勵、互相扶持。」許中華覺得有這個平台來服務更多人，才是病人的福氣。

「有些熟悉的友人常說我管太多，為什麼不單純看診就好，何必把自己搞得這麼忙、這麼累。可是我們不能當鴕鳥，既然看到問題，就要想辦法解決。」許中華說自己的個性是認真型的，只要聽到病人有什麼需求，他就想辦法去開發解決方案，不會計較累不累、要花多少時間和成本。因為面對癌症病人，你不能只給藥，還要給他多方面的支持，減輕他的害怕焦慮。

「尤其我在公立醫院，病人很多都是平民老百姓，經濟條件沒那麼好，有些甚至是生活比較苦、資源比較少的，他們去大醫院可能是弱勢中的弱勢，而我們有機會用平價的方式好好照顧他們，這是我喜歡做的事。」

這是許中華的自我期許：不要當名醫，要盡量把病人的病看好，立志做一位服務平民眾生的「民醫」。

許中華的診間很樸素，牆上掛著一幅從倉庫撿來的小小觀音畫像，前來看診的患者卻總是大排長龍，絡繹不絕。我採訪之前簡單幫他計算一下：他一天看診兩三百人，算兩百五十人好了，一週看診四天就一千人，全年至少看診超過五萬人次。

病友組成寬心協會，激發自癒力

採訪時我算給他聽，許中華露出慈祥的笑容，謙虛地說，可能因為他很喜歡看病，病人也喜歡找他，結果病人就愈來愈多。「我的病人都很可愛，除了台灣各地來的，還有人從美國、香港、英國、歐洲、南非、日本、韓國、東南亞國家遠道而來。我的門診就像一個小型聯合國，大家都是癌症患者，滿有趣的。」

由於病友愈來愈多，許中華二〇一〇年在台北市立聯合醫院的中醫院區成立了台灣第一個「中醫癌症關懷病友會」，幾年後又擴大為「寬心癌症關懷協會」。他希望透過病友間的互相鼓勵扶持，創造正向循環，提升病友的自癒力。

許中華用溫暖的語氣說，一個人罹患癌症後，必定充滿壓力，不論身心都在受苦，除了身體的不舒服，還要面對死亡的陰影，心理的煩惱障礙和恐懼其實更大。尤其是剛發現病兆的時候，絕對是很可怕的衝擊。

患者帶著痛苦和疑惑來到醫院，得到大家的關心和幫助後，慢慢把負面情緒和擔憂放下，安心接受治療。接下來就是要鼓勵他走向正面、積極面。

「我看到很多病友志工，每天來這邊幫忙其他病友，自動成立群組，還會相約一起去運動，去做慈善的好事，我把這叫做寬心扶正的力量。」當病友學會積極面對生命中的一切，甚至願意主動去幫助別人、支持別人，這是一股很棒的正能量，身體的自癒能力也會跟著甦醒。

幾年前，有些病友康復後身體狀況不錯，許中華就約他們一起騎腳踏車環島，順便拜訪各地的病友，大家聊聊天、互相加油打氣。後來，這個活動變成每年一次的美好約定。

「不過環島要花很多時間，我也忙，後來就改成每年只騎花東這一段，特別去探望住在偏鄉山上的病友們，大家看到我們都很高興。尤其，已經康復的病友會為治療中的病友帶來正向的示範，讓他們對治療更有信心。」

透過這些活動，許中華跟很多病友變得親近，像朋友親人一樣，而他也希望慢慢把服務的動線拉到台東這些比較缺乏資源的地方。

許中華還熱心邀請我跟病友們一起去騎腳踏車，我連忙搖手，驚慌地說：「我的體力沒你們那麼好。」說完自己也忍不住啞然失笑。

癌細胞是自己的小孩，學習和平共處

在我這系列的訪談過程中，最有趣的是，每位治療者對癌症都有不同看法。所以我照例問他：「在你看來，癌症到底是什麼？」

「從我的角度看，癌症不是外來的，也不是被傳染，它是自己身體裡的細胞轉變過去的。講通俗一點，細胞就像我們的小孩，而孩子會變壞，通常是接觸到不好的環境，養成壞習慣，家長沒有及時關心他、幫他改正，時間累積久了就會出問題。譬如長期喝酒的人喝到肝臟受損，就容易得肝癌。」

許中華認為，癌症其實是一個提醒，你可能沒有注意到，自己的身體已經長期太過疲累、氣血不足，或哪個臟象虛弱了、有破洞了，你再不主動關心它，原本的好小孩就會慢慢轉變成壞小孩。

我很喜歡這麼溫柔的說法。

「我常跟病人講，我們要治療癌症，就要放寬心，開始當個好父母，好好照顧身體的需要，改掉壞習慣，不要再繼續耗損，要為自己創造健康的好環境。或許現實上並不容易，但一定要下定決心，這個基本功一定要做到。」

許中華舉了一個例子：「有一個胰臟癌擴散的病人，西醫說餘命只剩兩三個月，他原本想放棄治療，有人推薦他來這邊看診，到現在超過三年半了，還活得好好的，身邊的人都覺得不可思議。」

我知道胰臟癌是很難治的癌症，問許醫師：「你做了什麼？」

「我就把脈、開藥，請他去參加我們所有的課程，如此而已。我跟他講，你生病的原因是什麼、你要改變什麼，譬如他以前會晚睡，脾氣不好，飲食不健康，這些壞習慣他全部都改掉。他體內的癌細胞還在，但變成冬眠，就沒問題了。我們病友會裡有很多這樣的病人。」

有趣的是，西醫師也覺得這是奇蹟，想邀請這位病人去跟其他病友分享經驗，但他不敢去，因為他沒跟西醫師說他在吃中藥。這確實很為難啊！

西醫主攻，中醫主守

我身邊也有親友罹患癌症，所以趁機提問：「你本身橫跨中西醫，你覺得癌症病人應該先試中醫，還是先用西醫處理？這應該是很多病人和家屬的疑問，甚至造成意見上的衝突，通常你會給什麼建議？」

許中華的態度很持平：「先中醫或西醫，或者中西醫結合，其實都可以，這沒有絕對答案，要看個案的情況而定。」

他說，會來到他門診的病人，通常是對西醫治療有疑慮，或者做過西醫治療後受不了副作用，想尋找其他可能性。當病人站在十字路口，茫茫然不知道何去何從，他就擔任交通指揮的角色，幫病人指路。他覺得中醫和西醫本來就可以互相合作，最重要是站在善的立場，從臨床經驗來分析，看哪一種選擇對這個病人最好。

「我會根據把脈來判斷。譬如病人問要不要做化療，我透過把脈，知道他正氣還夠，氣血充足，化療對他有幫助，當然去做啊！而有些病人正氣不夠，身體根本承受不起化療，我就建議他先做調養，等到有足夠體力再說。」

許中華進一步解釋，以癌症來講，西醫主攻，中醫主守；現代醫學是微觀、對抗，傳統醫學是宏觀、包容。就像兩個部隊打仗，西醫的目標是把癌細胞全部殺死，所以使用強烈的武器，如開刀、化療、放療。但之後要怎麼把身體扶正，減輕副作用，讓體力快速恢復，預防復發，這方面中醫就可以發揮很大功用。

上醫治未病，中醫更強調預防醫學

說到預防復發，甚至預防癌症，確實是病人最關心的問題。

在癌症治療過程中，許中華經常教病人八個字：「**和平相處，各安其位**」。因為站在癌細胞的立場，它會希望你死掉嗎？不會吧，你死掉它也會死啊！所以，試著轉換心念，感謝癌細胞的提醒，試著跟它和平共處，說不定可以活得長長久久。

「從中醫角度看，疾病不是只有零跟一的二分法，而是中間有一個持續變化的過程。如果我們好好照顧身體，可以從一降到〇．八，再降到〇．五，甚至從〇．五變成〇．三，雖然不一定回到零的狀態，但也不會再惡化變成一。不必趕盡殺絕，卻也不會復發，這就是和平共存。」

所以，許中華經常勸病人不要恐懼，心情放輕鬆，快樂過生活，讓癌細胞在我們身上變成冬眠，就算沒有完全消失，只要它保持冬眠般的沉睡，就不會作怪。最重要就是放掉負面情緒和不健康的生活型態，好好照顧自己，癌細胞就會變乖，會轉化，甚至蛻變成正常細胞。

不過，預防復發已經算是亡羊補牢，最好可以從源頭就預防癌症的發生。

許中華說，癌症不會突然冒出來，它是長期累積的結果，可能一兩年前就有些身體小症狀出現，這時候脈象其實就有反應了。我們可以透過把脈看到一些徵兆，在還沒有真正生病之前，就開始進行矯正工作。

「中醫的精神最重要是講求平衡、和諧、一致性。不但身體內的五臟六腑、七情六欲要保持平衡，這是小我的部分；同時也要跟自然環境的大我保持和諧，這才是整體性的健康之道。」

許中華強調，中醫並不是只有吃中藥、針灸、推拿而已，中醫真正重要的概念是預防醫學，是「上醫治未病」，把中醫的養生概念融入日常生活，就可以預防疾病的發生，維持身心靈的整體健康。

中醫科學化只是過程，數字無法掌握中醫精髓

近年來，「中醫科學化」成了新興潮流。許中華也帶著一群研究生和年輕醫師，做了許多量化的實證研究。

「中醫的科學化需要跨領域合作，所以我們跟台北科技大學醫工所合作，希望將中醫的把脈變成科學數據。中醫講經絡、講氣血，這些身體能量很抽象，不易印證，我們就透過『良導絡經絡儀』把體內的氣和血轉換成數值，用來觀察病人的身體狀況。」

經絡儀的技術目前還在持續發展中，許中華希望累積更大量的數據，變成

一個簡易的中醫ＡＩ人工智慧，讓中醫在脈學和經絡學方面獲得更大的進展。

可喜的是，許中華開發的「寬心飲」水煎藥，臨床已經證實對Ｂ型肝炎和Ｃ型肝炎有幫助，也發表成ＳＣＩ（Science Citation Index，科技期刊引用文獻資料庫）論文。還有針灸對癌症的療效、正念靜坐可改善癌友的生活品質等等，也都有研究報告發表在國際期刊上。

「我們還有好幾個整合型的計畫在進行，譬如乳癌病人開刀後的淋巴水腫問題，針灸能不能改善？貼耳針呢？效果有什麼差別？相關數據我們還在蒐集，臨床檢驗的效果目前看起來還不錯。」

我聽了很興奮，論文發表可以讓國際醫學界更認識中醫的療效，而數據化的成果也可以讓年輕醫師們更容易學習，幫助更多患者。

沒想到許中華話鋒一轉，淡淡地說：「癌症病友喝了寬心飲，氣血提升將近百分之三十，自主神經的數值也有明顯改善，這些資訊其實我們只要把脈就知道了。但是為了科學化，必須變成數據來證明，對大眾才更有說服力。」

我突然見識到他身為中醫師的自信和驕傲，讓我滿感動的。

許中華認為，中醫也是一門科學，把脈跟經絡的智慧已經傳承兩千年，是一套很成熟、很嚴謹的療癒系統，只是以我們目前的知識還沒有辦法完全理解。就像我們若是拿智慧型手機給一百年前的人看，他們一定完全不能理解其中的道理。

「我認為中醫科學化只是一個發展過程。科學講求數據、統計、顯著性，但中醫有很多概念和精神，是沒辦法用這套西方標準測量的。科學化數字往往只看到表象，沒辦法掌握中醫真正的精髓。」這是兩套不同的醫療系統，硬要用科學化來定義中醫，顯然太侷限了。

許中華瀟灑地笑說，他已經拿到教授資格，沒有升等壓力，比較自由，所以這幾年開始做一些比較符合中醫精神的研究，譬如森林療癒。「我發現，當病人身體很不好，或化療副作用很嚴重，心情低落，我們帶他去山上走走，一群人一起接近大自然山林，他的身心狀況就會明顯改善。」

「以更寬大的視野來看，我們的身體和個人的生命要心安自在，也要跟大宇宙互相協調，遠離負能量，接近並傳播正能量，你才能整個人由內到外都活得更好。」對許中華來說，這才是療癒的終極目標。

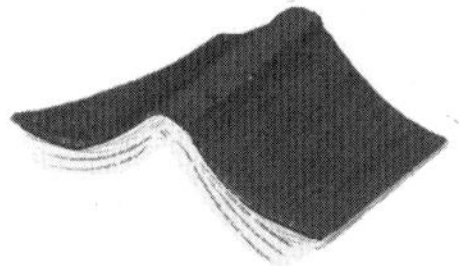

「這個例子影響我很大，印證了所謂不可逆的病症也可以治好，只要疾病的定義抓對了，就可以找到正確的治療方法。」

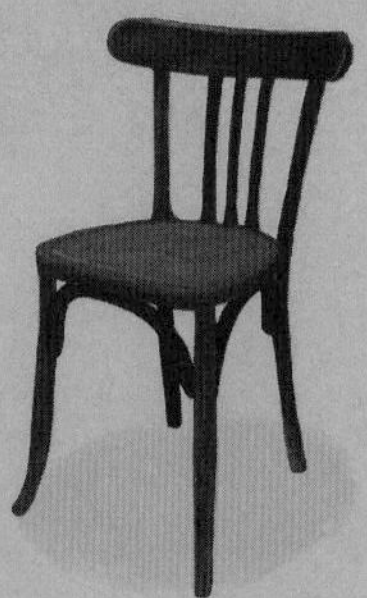

第6章

探索正確使用人體的奧祕

——吳清忠訪談

吳清忠小檔案

● 經歷

在台灣工業技術研究院從事機器人研究

在台灣生產力中心推動工業自動化發展

美國波士頓顧問公司（The Boston Consulting Group）世界銀行中國工業貸款顧問

香港晨興集團（Morningside Group）中國區首席代表

台灣榮成紙業股份有限公司中國區總經理

早期從事機器人研究，後將工作重心轉移至財經領域，從事直接投資基金管理工作。由於健康關係，對中醫發生興趣，逐漸淡出職場，專心研究中醫養生及相關儀器的開發。著有《人體使用手冊》、《人體使用手冊2：人體復原工程》、《人體使用手冊【實踐版】》等書，其中《人體使用手冊》總銷量超過兩百五十萬本，並有日、俄、韓、泰、越等多國譯本，為二〇〇六年中國年度最暢銷圖書。

吳清忠的生命歷程很有趣。他曾經在台灣工業技術研究院從事機器人研究，也曾在台灣生產力中心推動工業自動化的發展，因為健康出問題，開始對中醫有興趣，逐漸淡出職場，專心研究中醫養生之道，而且投入中醫檢測儀器的開發。他把多年研究心得寫成《人體使用手冊》，至今已經暢銷超過兩百五十萬冊，而且有多國的譯本。

我也是他的讀者之一。他在書裡提出很多新鮮的創見，大大顛覆了主流醫學的健康概念，讓我印象很深刻。採訪時，我首先問他：「你在書上說，西醫是研究死人的科學，中醫是研究活人的科學，可不可以多解釋一下？」

「西醫的基礎訓練是解剖學，面對的是死人，所有器官都靜止不動。但中醫以經絡學為基礎，是活著的人才有的生命現象。西醫看不到中醫講的經絡，因為解剖時人體的經絡活動已經完全消失了，這是很根本的差異。」

為了證實不可見的經絡活動確實存在，吳清忠一直致力於開發中醫的檢測儀器，讓中醫邁向科學化。

經絡一直在變，因為人是活的

他進一步解釋說：因為人是活的，經絡也是活的，所以中醫在診斷時要看動態的變化，而不是單看一次的數值報告。這跟西醫的檢查也很不一樣。

「我們用儀器測量經絡時發現，你光看一張圖沒有用，因為經絡會一直變化，同一個人在不同時間測量，可能溫度變了、情緒變了，熬個夜、喝點酒、生一場氣，圖就變樣了。你沒辦法透過單一張圖來判斷他的狀態，最好連續量測一兩個星期，甚至一個月，看這段期間的變化，對這個人的健康狀況才有更清楚的了解。」

我馬上提出疑問：「這聽起來很理想，但實際上很少人這麼做吧！我們都是身體不舒服才去醫院做檢查，抽血、驗尿、照片子一次完成，然後看報告、開始治療，怎麼可能連續測量一個月？」

吳清忠認為這就是西醫檢查的盲點。他的建議是，身體不好的時候不要立刻去做檢查。

他舉例說：「比方你某天早上起床，發現小便有泡泡，就是所謂的蛋白尿，去給西醫檢查就會告訴你腎臟有病。但中醫的概念不是這樣，你要先確認，是不是每天都有蛋白尿？如果只是偶爾出現，有可能是身體自動修復之後所排出的廢物。就像我們皮膚受傷後會結疤、脫皮，這些表皮垃圾你看得見，但器官裡面的垃圾你看不見，它們多半是蛋白質的廢棄組織，會從大小便排出來。」

吳清忠認為，修復的廢物不會天天排，通常幾天後就沒有了。所以發現蛋白尿不必太緊張，不要立刻跑去檢查身體，給自己找麻煩，最好先觀察身體幾天再決定。

提升自癒力要多睡多休息

我很喜歡這種要好好觀察自己身體的說法，但現代人對健康常常很焦慮，一有症狀就想趕快去看醫生，吃藥解決，要怎麼扭轉這種觀念呢？

吳清忠承認，這的確有困難。現在的主流醫學並沒有「自癒」的概念，常誤把身體自癒的許多現象當成病兆來看。但其實身體是一套設計很完美的系統，碰到問題時會主動偵測並啟動修復，以恢復整體的平衡。

他提出一個簡單的判斷方法：當身體出現狀況，可以先回想一下，最近是休息比較多，還是勞累過頭了？若是勞累過頭，出現症狀有可能是生病；如果是吃好、睡好之後出現症狀，就可能是身體修復造成的，是好現象。

「最常見的例子是，很多人退休前很少生病，退休後每天睡到自然醒，睡了半年之後開始各種毛病冒出來。這通常是身體在啟動修復功能，因為整個人放輕鬆，休息足夠了，終於有力氣好好修復身體。」

我馬上想到：「對耶！我年輕時候也是這樣，平常很忙都沒病，放兩天假在家睡大覺，就開始發燒打噴嚏，過年也特別容易生病。」

吳清忠點頭說，這是現代人很普遍的現象，長期生活忙碌、日夜顛倒、晚睡或睡眠不足，漸漸地氣血能量不足，身體只好停止修復。

「有一句俗話：『小病不斷，大病不患。從不生病，一病就要命。』不生病不一定代表很健康，也可能是身體缺乏修復能力；當身體開始啟動修復，反而會感覺像在生病一樣，有很多不舒服症狀冒出來。比方說感冒了，身體要排寒，就鼻涕、噴嚏、咳嗽一起來。所以小病來的時候不要慌，多休息就好，把氣血養足了，身體自動會把疾病解決掉。」

吳清忠說，要提升自癒力，睡眠最重要，一定要早睡，生病的時候更要多睡，因為當你眼睛睜開，大腦開始運作，會占用身體百分之四十的能量，這時候根本沒辦法做太多修復。只有熟睡時，身體才有能力把所有能量都交給自癒機制去處理問題。

所以他非常反對有人抱病去上課、上班，這可能會讓病期拖得非常長。生病了就應該在家休息，養到好為止。

「那如果是大病呢？」

「還是一樣，多睡覺。」吳清忠以野生動物為例，他曾經在加拿大看到朋友家的貓跟浣熊打架，胸口被撕掉一大塊皮肉，那隻貓每天都跑去門外躺著睡覺或曬太陽，一個月後就痊癒了。這是生物本能，身體有狀況就讓自癒力去處理，這是最自然的方式。

西醫看到器官病變，中醫看到經絡失衡

我的疑問又來了：現代人遠離大自然，生活裡到處都是空氣汙染、電磁波、食品添加物、有毒的化學產品，真的可以只靠自癒力來治病嗎？

「其實不必這麼悲觀，我的理解是，當你本身氣血很低的時候，確實比較容易受到外在環境的影響和傷害。但只要把氣血養足一點，能量調高一點，增強抵抗力，這些東西的傷害性就不會那麼嚴重。身體沒那麼脆弱啦！它的本質是很強韌的。」

聽了這番話，我感到豁然開朗，相信也能帶給身在病苦中的人很大的信心和鼓勵。

吳清忠認為，西醫和中醫對疾病的認知很不一樣，也會影響我們面對治療的態度。

當一個人生病，西醫常認為是器官病變、壞掉了，但中醫會說是某個臟腑或經絡系統失衡，需要調整。比方腎衰竭，西醫說是不可逆的腎臟功能衰退，但中醫認為這是身體缺血的徵兆。腎臟只是一個過濾器，壞的怎麼會是它呢？就像家裡的濾水器，你打開沒有水，第一個想到的是大樓停水，而不是它壞了。所以腎衰竭就像是停水，身體的血液總量太少，以至於沒有足夠能量把血液送給腎臟去過濾。只要好好補充氣血，腎臟就有可能恢復運作。

「這是完全不一樣的概念。」連我這個醫學外行人都聽懂了。

禿頭、癌症都是可逆轉的

吳清忠說：「你知道這個觀念有多重要嗎？當你的腦子被植入：『我的腎臟沒救了，只能洗腎。』你的心念就會告訴身體：『以後就是這樣了。』於是你放棄了修復，放棄了重新調整的機會。可是如果你給自己植入的概念是：『這是個警訊，從現在開始好好調養，腎臟有可能會變好，它是可逆轉的，要相信自己的身體。』這樣就還會有救。」

為了驗證這個理論，吳清忠拿自己做了一個實驗。「我在六十歲以前，頭上有一塊區塊頭髮全部掉光了，然而六十歲之後，我找到方法讓頭髮重新長回來。那段時間我的出版商每次跟我見面，都要拍一張照，因為每見一次，我的頭髮又多了一點，他要幫我留下證據。」

怎麼做到的呢？吳清忠說，這很簡單：第一，早點睡，一定要睡飽；第二，天天梳頭，把頭皮底下的垃圾清乾淨，讓毛囊細胞可以吸收營養，它就會活過來。「我這個實驗只是想要證明，現代醫學說禿頭是不可逆的，其實不一定。**身體自癒能力的強大，常常超乎我們的想像**。」

他這個自我實驗的案例很有趣，好活生生的感覺。但我還是很關心癌症這個主題：「請問你有沒有碰過癌症的案例，可以跟我們分享的？」

他立刻點頭。「我母親在一九九七年、七十三歲左右的時候，長了皮膚癌，已經出現腹水，以西醫來看就是末期了。而中醫的觀點，有腹水表示整個脾臟已經崩潰，身體的修復能力完全崩潰了，這時候人會陷入一種憂鬱、整天想死的狀態。我先用中藥讓她的腹水退掉，然後把她帶到上海，治了一年就好了，她現在九十五歲（註：訪談時為二〇一九年），還活著，活得很好。」

用中醫治病的兩大原則治好媽媽

這故事讓我驚訝又感動，要治療自己的媽媽，需要很大的勇氣吧？

吳清忠倒是很篤定，他就是根據中醫原則來處理。「從中醫的角度來看，媽媽皮膚癌的位置在大腸經的路徑上，所以她的癌細胞雖然長在臉上，但病因在大腸，這就是為什麼中醫說不要頭痛醫頭、腳痛醫腳的原因。」

「大腸跟情緒有關，我決定把她帶到大陸去，換個全新的環境，遠離讓她情緒不好的人事物，不要再讓她不開心。所以第一個就是要遠離病因。然後她什麼事都不用做，每天幫她調養，每個星期經絡按摩兩次到三次，讓她能夠睡好、吃好、拉好。那過程是真的很辛苦，因為她同時還有硬皮症，左右手都有，這部位也跟大腸經有關。在自癒過程中，皮膚一直在排毒素，很癢，她會忍不住去抓，很痛苦，持續整整一年才終於完全康復，這期間完全沒有吃任何藥物，也沒有用現在癌症治療的任何方法。」

我推算了一下年份。「你媽媽的案例，是你出書之前發生的事？」

他點頭，說確實是早在出書很久以前。「這個例子影響我很大，印證了所謂不可逆的病症也可以治好，只要疾病的定義抓對了，就可以找到正確的治療方法。我只是回歸到中醫治病的兩大原則：扶正跟祛邪，把這兩點做好，身體自己就會把問題解決掉。」

「你都是用自己和家人當案例，去實證書裡提出的觀點？」這好像有點大膽，不過也表示他對中醫真的很有信心。

「因為我不是醫生，沒有那麼多病人可以讓我印證，只能試著處理家人的疾病。我家人都是慢性病，比方我母親的皮膚癌，其他家人的濕疹、乾癬、哮喘、過敏性鼻炎，都是西醫很難根治的，但是我一個一個把他們都治好。其實我只是做好扶正跟袪邪，然後就讓身體自己去治，基本上就只是這樣。」

投入人體自癒活動的研究

吳清忠強調，自癒力對身體健康真的非常重要，可惜醫學界很少有這方面的研究，所以他和一些志同道合的夥伴決定投入這個領域。譬如，他們利用經絡儀來監測身體的自癒活動，可以觀察到身體內部正在進行哪個器官的修復。

此外，他還希望透過一些外部的輔助工具，來強化身體內部的自癒系統。譬如他研發的氣束能儀器，可以將氣功能量或氣場能量，透過身體穴位灌注入經絡中，幫助提升自癒系統的作用力。這對身體虛弱的患者會很有幫助，對於現代文明的各種慢性病，也是很有效的解方。

這些中醫科學化的研究數據，包括調理前和調理後的對照，他的團隊已經累積了兩萬多份實證資料，而且慢慢在建構雲端自動判讀系統。吳清忠很有信心地說，這是未來健康養生應該要走的方向。

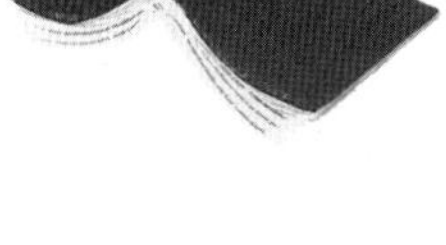

第6章
145 探索正確使用人體的奧祕——吳清忠訪談

「細胞為了在惡劣環境中繼續生存，只好癌變，去適應汙染的環境，要不然全部死光光，器官沒有活著的細胞，人也就活不成了……它也是一種不得已，而這是我們自己造成的。」

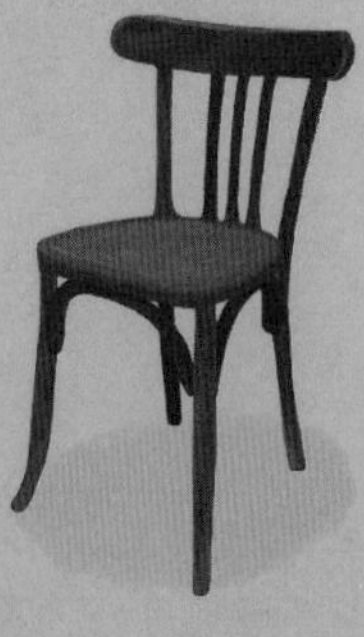

第7章

中醫檢測數據化的推手

——賴正國訪談

賴正國小檔案

● 學歷

中國管理科學研究院醫學管理博士

美國自然醫學研究院研究員

● 現職

中華亞健康世界總會會長

美國自然醫學研究院副院長

AANM中華自然醫學院院長

中國科學家論壇副主席

北美洲整合醫學醫師、WONM人道服務醫師、OSTA針灸科醫師

上醫健康事業全球體系董事長

原本是一位科學家，擔任醫療電子業的高階主管，因為台灣能量醫學之父鍾傑教授委託他製作中醫能量醫學的檢測設備，因緣際會走上不同的人生道路，從此潛心研發中醫檢測儀器，是台灣中醫科學化的重要人物。著有《經絡道：醫生不說的祕密》、《經絡檢測指導書》。

在台灣近幾十年的中醫科學化進程中，賴正國絕對是不可或缺的關鍵人物，因為他是中醫檢測儀器的主要研發者和先驅。

他本來在醫療電子公司擔任總經理，因緣際會的驅使下，讓他結識了台灣能量醫學之父鍾傑教授，並委託他製作能量醫學的檢測設備。「我們參與之後，發現這其中有很多學問，領悟到自己知識不夠，就努力去找專家討教，包括中國醫藥大學張永賢副校長、經國管理學院楊乃彥校長、中央研究院宋光宇研究員、東吳大學理學院陳國鎮院長等等。」

那次命運的交會，大大改變了賴正國的生涯之路。

經絡儀的開發和改良

經過幾十年努力，他已經成為兩岸中醫和能量醫學方面的專家。我開門見山地問：「從你的角度看，人體是什麼？」

賴正國說，中醫認為人體包含兩個層面：一個是物質的身體，一個是能量的身體。物質承載著能量，能量則推動著物質，兩者同時接受信息系統的指揮。活人跟死人最大的差別，就在於充沛的能量與流動，在中醫叫做正氣，也就是生命力。

「你研發的儀器就是用來檢測生命力，或者說正氣？」

「對。世界上最早的檢測設備是經絡儀，也叫做穴檢儀，是一位德國醫師傅爾（Reinhold Voll）在一九四九年研發出來的。」鍾傑教授就是參考它的原理，在一九八二年設計出台灣第一代的經絡儀，命名為「秦值儀」，由賴正國著手研製新技術與新產品。

但他們漸漸發現，經絡儀在西方已經問世七十年，卻不像溫度計、血壓計等檢測設備被廣為應用，主要是因為傳統導電式檢測技術的測量結果很不穩定，沒辦法符合科學檢驗要求的信度和效度。

傳統經絡儀是利用通電的方式，將微弱電流導入經絡穴道，在人體裡面造成一個迴路，透過電阻來進行檢測。但是人體是具有生命的活體，受到微弱電擊的時候會引發抵抗和保護的機制，所以在檢測的時候就已經影響到人體，導致每次測量的結果都不一樣，當然無法被正統醫學認可。

「我們從二〇〇三年開始想辦法改良。生物檢測的技術有幾種選擇，包括聲、光、電、磁、熱、動力、壓力等等，我們選了最難的「磁」，核心的原因是避免信號輸入到人體中，對人體信號產生干擾。磁技術真的很難，花了近十年時間，直到二〇一一年才研發成功，講起來真是一把鼻涕、一把眼淚。」賴正國苦笑說。

我是門外漢，對電子原理一竅不通，但還是忍不住追問：「好想聽！」

賴正國用淺顯的方式解釋：「人體的電磁信號非常微弱，你必須要能夠檢測到千萬分之一瓦（0.1μW），檢測出來之後，還得克服外界環境的干擾，像Wi-Fi、GSM、電腦、電燈等等，隨便一個電器用品的電磁信號強度，都比人體的信號還要大。」

經過多次的失敗和持續不斷努力，他們以自行研發的電磁感應技術為基礎，所研製的新一代經絡檢測儀終於校正得相當完美，取名為「經絡道」。不但已經申請到發明專利，並且在二十二個國家中的學術單位、醫療院所、大學相關科系、研究機構、健康業者等專業領域獲得了近十萬名愛用者的青睞，一致給予很高評價。

入寶山不能空手回，我請他簡單介紹一下幾種不同類型的儀器。

賴正國研發的電磁感應技術，可依檢測方法的不同，發展出各類型的檢測設備，依照功能可以區分成學術用和一般應用，體積有大有小。我最有興趣的一款叫做「智能體感儀」，體積很小，使用也很簡單，只要把手放上去三十秒，就會透過手掌發出的電磁強度分布狀況，測量出體內的臟腑能量。我們手上有九十六個探測點，等於有九十六台經絡儀同時在檢測手掌反射區的所有訊息。聽起來好神奇！

還有一台機器是跟吳清忠老師合作的，賴正國說：「吳清忠老師以前在工業技術研究院，是做自動控制的專家，也研究機器人。他提出一個概念，想把氣的能量輸送到身體裡面，檢測經絡臟腑的反應，他還要求做到實時監控，就是像量腦波、心電圖一樣，連續記錄一段時間內的經絡能量變化。這很考驗儀器的穩定度跟靈敏度，而我們還是做到了。」

推動中醫標準化和數據化

為什麼賴正國願意投入這麼多心力，來研究和改良各種中醫檢測儀器？因為他愈了解中醫，愈覺得這是很珍貴的智慧遺產，值得好好保存和推廣。

他說，現在西醫為什麼可以變成主流，得到大部分民眾的認同？最主要就是檢驗技術很強，能夠數字化、圖表化，甚至可以看到影像，這樣就有具體證據跟患者溝通討論，包括治療之後是否有改善，也都用數據來顯示，讓患者和家屬覺得可以信賴。

但中醫不一樣，患者的身體狀況只有醫師一個人知道。賴正國進一步解釋：「問題是中醫的把脈和醫術傳承要靠悟性，你看從古至今的名醫，為什麼他的師父和徒弟都不是名醫，只有他最強？因為他有天分，診斷和用藥特別精準。」但不是每位中醫師都有同樣的能力，所以患者要碰到好中醫，多少要靠運氣。

他接著說：「我是中國科學家論壇的副主席，本身就是科學家出身，因此我認為要讓中醫一直延續到未來，甚至發揚光大，就必須效仿西醫，做到標準化和數據化，用儀器檢測來減少主觀誤差，並且建立出一套健康的指標，這是最重要的一步。」比方利用經絡道來檢測，有清楚的報告顯示，讓患者和家屬看得懂，並且知道療程前後的身體變化，這樣做之後，中醫才有機會被更多的普羅大眾接受。

他想到一個很有趣的例子。「有一位教授很喜歡『經絡道』這部儀器，每天測量自己的身體狀況，因為他很養生、很健康，數據每天都很漂亮，他就天天把檢測結果發給我們看，很有成就感。有一天他突然不發了，因為他前一天晚上跟老朋友聚會非常開心，喝酒到半夜，第二天檢測的時候嚇壞了，全身經絡數值高高低低，全部都亂掉。」

「你的意思是，『經絡道』可以提供即時的回饋訊息？」我覺得這聽起來非常實用。

「對，它是一個很實用的提醒，就像這個例子，一熬夜、過量飲酒，身體就亂了嘛！你還可以用它來檢測你的日常飲食、生活作息、吃的保健品，哪些東西對你有益、哪些沒有作用。每個人體質都不一樣，測量之後你會更了解自己的身體。」

非侵入式檢測，守護經絡健康

我對檢測儀器的應用很感興趣，希望他多說一些。

賴正國以「智能體感儀」為例，首先，它可以測量體質。中醫把人體分成九種體質，包括八種異常體質和一種象徵正常的平和體質，譬如陽虛、陰虛、氣虛、痰濕、氣鬱、血瘀等等，你可以知道自己身體的各種指數。其次，這部儀器可以看到五臟六腑的狀況，這牽涉到交感和副交感的平衡，以及全身氣血能量的流通。

譬如有人檢測出來身體狀況是陽虛，那是什麼地方陽虛呢？「智能體感儀」可以進一步分析出，是腎經跟膀胱經比較弱；還有臟腑是否過度亢奮或虛衰，也可以顯示出來。

我追問：「可是我們不懂中醫，看到這些數值後，要怎麼辦？」

賴正國充滿熱情地說，他們與陽明交大合作，在部立台北醫院進行人體的臨床研究，透過大數據的整合系統，以及ＡＩ的智能輔助判讀系統，「我們幫民眾做完檢測後，他可以用手機隨時查詢歷史檢測紀錄。譬如他有陽虛、腎弱的狀況，接下來就要有專家幫他做分析，提供諮詢和建議。這個專家諮詢系統，我們正透過大數據的技術在做，目前數據量已經累計超過數百萬筆，我們的目標是要做到一億筆。」

「你覺得要累積到一億筆的資料庫，大概還要多久時間？」

「應該不會太久。現在的人工智慧和數據蒐集技術不斷進步，我相信一切都可以有快速的進展。不過這只是一個過程，重點是我們一直朝著目標前進。」

大數據是為了要設計成一個ＡＩ系統，依據每個人的身體狀況，以及他居住城市的天氣、溫度、濕度、空氣品質等資料，自動提供一些具體建議，譬如今天該怎麼穿衣服，該吃什麼、喝什麼、注意什麼。

賴正國補充說，如果你只檢測一次，系統就按照這一次的結果來提供建議，但最好能常常檢測，建立長時間的數據，就像定期做健康檢查，持續觀察身體的變化。這種檢測不是侵入式的，每次只要短短一分鐘，不像西醫要抽血、斷食、灌腸、照胃鏡那麼耗時又麻煩，是很方便的工具。

「我們這幾年辦了許多梯次的免費檢測和健康體驗活動，像身心淨化營、健康營、生活營、綠色博覽會等等，並與多所大學合作開展大型的研討會，培養了兩千多位受過專業訓練與考核的經絡健康管理師——兩千多位是指台灣的喔！還沒有把中國大陸的也算進來。我們同時在兩岸三地進行合作推廣，希望培養更多中醫取向的健康專業人才，幫助人們在生活上、飲食上和營養上做自主調理。」

經絡道對臥床與癌症患者的幫助

除了個人的健康管理，經絡道更重要的功能在於醫療上的輔助。為了累積更多實證資料，賴正國持續跟一些醫院、大學、臨床研究機構長期合作，資料蒐集的範圍很廣泛，包括藥物、保養品、食物、生活習慣等等，即時監測身體反應。譬如，他們發現針灸和草藥的效果通常快速又明顯，保健品的作用就比較緩慢。

使用儀器檢測對於某些特殊病患特別有幫助，例如中風、癱瘓、昏迷、植物人、長期臥床的衰弱長者等等，這些病人沒有辦法主動表達身體感受，但是儀器可以檢測到很細微的身體變化，幫助醫師選擇適合的藥物和物理治療方式。

「那在癌症治療上，經絡道可以有什麼幫助？」這是我最關心的主題。

賴正國說，癌症可以歸類為慢性病。「其實慢性病人都有一個特色，他們的經絡和臟腑數值測出來，幾乎都是低度平衡。」

「平衡不是很好嗎？」我有點納悶。

「重點要看他的能量值。」賴正國舉例：「能量值就類似一個國家的財政，財政充足才能發展各項國防與民生建設。比方一般人標準值是五十，測出來四十到六十都算正常，但如果只有十八就過低了，表示他已經沒有足夠自癒力去抵抗疾病，所有能量只能專心用在讓生命活下去，沒有能力再對外界刺激做任何抵抗反應，只能維持低度平衡，當然也談不上修復已經受損的創傷。」賴正國指出，這類病人的病症在內臟裡面，氣血能量通常非常虛弱。

賴正國記得多年以前，天津南開大學有位教授在腫瘤醫院中做了一個很有意義的實驗。這位教授找到五位癌末患者，都被醫生宣布餘命只剩三個月，教授用經絡道測試五位病患之後，預估到其中兩位有康復的機會。

他的預估方法其實很簡單，通常癌末患者承受疾病本身與治療過程的長期消耗，體能值已經磨損到很低了，對於外在的任何療程幾乎沒有能力反應，也就是不管怎麼折騰，經絡值都不太會變化；但這兩位病患卻還有反應，不論是施予藥物、按摩、針灸或其他方法，原本很低的能量值居然可以跳到三十五、三十八，甚至四十，表示治療在他們身上是有反應的，他們很有機會可以改善。

我覺得這個實驗實在太棒了，不禁問：「那將來經絡道有可能取代西醫的癌症檢查嗎？」

賴正國搖頭：「不能取代。」因為經絡道檢測的是能量，西醫檢查的是物質，這是兩種不同的概念，採用的手段也不相同，只能說中醫和西醫各有所長。

賴正國進一步說明，這要從癌細胞發生的原理說起。每個人都有癌細胞，這些癌細胞是從正常細胞病變而來，為什麼細胞會病變？因為身體環境太糟了。就像一條河流如果變得很髒，一般魚蝦活不下去，只剩下專吃廢物的垃圾魚，以及分解髒東西的微生物可以存活。

癌症也是這樣：首先是經絡堵塞，氣血過不去，養分也過不去，日積月累，垃圾代謝不掉，也沒有新鮮氧氣供應，體內變成一個很髒的環境。於是，正常細胞活不下去，只有癌變的細胞可以存活，癌細胞不需要氧氣，靠吃垃圾維生，環境愈差，癌細胞就愈吃愈大。

「所以你認為，癌細胞是在幫身體清除廢物？」這是很另類的觀點。

「應該說，細胞的癌化是為了讓生命能夠延續下去的一種應變方式。為了在惡劣環境中繼續生存，只好癌變，去適應汙染的環境，要不然全部死光光，器官沒有活著的細胞，人也就活不成了，就類似一個好人長期在不良的成長環境中，也很容易學壞。它也是一種不得已，而這是我們自己造成的，**我們把身體變成一個很糟糕的環境，細胞只好透過癌變來幫助求生。**」

這時候就顯示出不同醫療體系的差異。用西醫的方法檢驗，看到的是一顆可怕的惡性腫瘤，要趕快切除、消滅。但是從中醫的觀點，看到的是這個地方淤堵很嚴重，累積太多代謝廢物，要趕快想辦法疏通，把垃圾清走、把營養帶進來，恢復氣血能量和養分的供應，才能夠把不要的物質帶走。

「從經絡堵塞到變成腫瘤，是一個很漫長的過程，可能五年、十年，甚至二十年。我們使用經絡道來檢測，可以在氣血開始不通的時候就及早發現，趕快進行健康管理，不要等到變嚴重了才來治病。」賴正國說，預防勝於治療，這就是中醫和經絡道最重要的價值。

中醫檢測儀器有助於推廣預防醫學

講到預防醫學，我順著癌症的話題發問：「所以最好的養生方法，就是創造一個良好的環境？」

「對。良好的身體環境包含很多方面，飲食、作息、情緒等等。簡單來說，第一是周遭環境要保持乾淨，減少汙染源；第二是營養要充足，不要再隨意亂吃那些含有農藥、激素、化學添加物的東西；第三是經絡要暢通，這很重要，經絡暢通就容易代謝，垃圾廢物不會囤積；第四是保持平衡，身心靈都要好好照顧。」賴正國說，這幾個要素都兼顧之後，生病機會就比較低，當然不能說完全不生病，但通常只會是小病，不會累積成很嚴重的疾病。

此外，賴正國也在積極推廣中醫觀點的健康理念。

譬如現在很流行身心淨化，身體垃圾必須清除，大家都知道這是好事。可是排毒的時候就像大掃除，外人看到你丟出那麼多垃圾，就以為你家很髒，但其實你家是變乾淨了。

賴正國說，這是西醫檢驗常見的誤解。當身體正在排毒，驗血驗尿的報告一定很糟糕，醫師認為你生病了，要停止排毒、要吃藥，結果身體排毒的自癒過程就被迫中止。但中醫經絡道的檢測可以顯示，在這過程中經絡是否變得暢通、氣血能量是否提高，如果是，就代表有成效。

此外，目前市面上中醫和另類療法的健康產品五花八門，各種能量療法、按摩、推拿、針灸、拔罐、中草藥、保健品一大堆，要如何才能驗證療效，或知道是否適合自己的體質呢？這也可以透過經絡道來檢測，選擇出適合自己的保健方式。

他帶著充滿理想的情懷說，身心健康應該是生活的一部分，就像食衣住行育樂一樣日常。所以，他致力於推廣預防醫學，希望大家提升生活品質，好好吃飯、好好運動、好好休息，健康的人愈來愈多，病人愈來愈少，大家都不必上醫院，減少醫療消費，讓醫藥產業回歸到服務和公益的本質，專注於幫助真正有需要的人。

「中醫的最高境界是『上醫治未病』，從源頭開始防護，讓人們不要生病，不要受身體病痛的苦。這也是我們一直以來追求的目標和理想，因此我們將公司取名為『上醫健康事業』。」賴正國感性地說：「我們在這個行業幾十年了，從年輕時候就開始做醫療電子和中醫檢測儀器的研發，做到現在年紀漸漸大了，但也累積了不少經驗，接下來我們還有二、三十年的時間，可以在這個領域持續努力。」

這就是屬於理想主義者的堅持與浪漫吧！

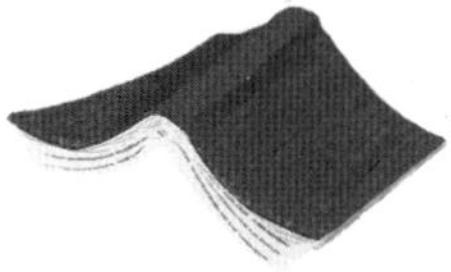

「癌細胞啊，它們是一群不跟人家溝通的細胞。有很多內在的衝突，沒有餘裕看到別人，自己受到痛苦也不會去找支持，就只想要不斷擴張壯大。這是我的理解。」

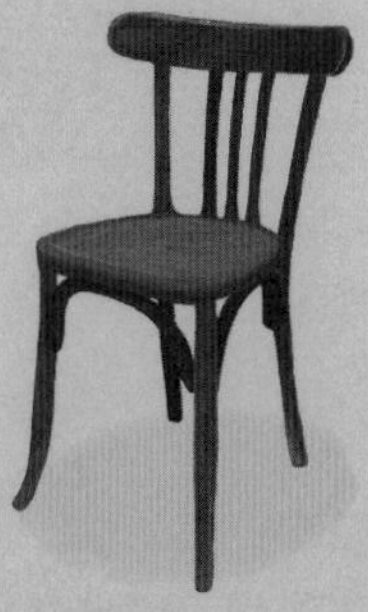

第8章

出入白色巨塔的雙醫博士

——林子平訪談

林子平小檔案

● 學歷

美國巴斯帝爾大學（Bastyr University）自然醫學博士

中山醫學大學醫學系畢業

● 經歷

美國西雅圖全光譜整合醫學機構院長

美國矽谷維爾康整合醫學診所主任

美國紐約ＳＨＵＩ健康諮詢中心醫師

彰化基督教醫院急診部主治醫師

● 現職

彰化基督教醫院整合醫學執行長

台灣急診醫學會醫師福祉促進會副主委

曾經因為在體制內，被綁手綁腳犧牲人性，氣憤到哭；已經在西醫的大醫院當到主治醫師，卻放棄升遷機會到國外從頭開始；拿到自然醫學博士學位，成為亞洲首位雙醫博士後，卻又回到主流醫院開設特別門診，致力於身心靈整合。不斷追尋真實的自己，最希望做的，也是幫病人找回並活出真實的自己。

林子平是全亞州第一位（目前也是唯一）同時擁有西醫師（M.D.）和美國自然醫學醫師（N.D.，即 Doctor of Naturopathic Medicine）兩種執照的主治醫師。聽說他當初要去美國攻讀自然療法時，也是經過一番掙扎，還去媽祖廟求籤，結果一抽就抽到籤王，不去都不行了。

西醫師跟媽祖信徒兩種身分，在他身上如此融合，我覺得很有趣。林子平說，這就是台灣文化最棒的地方，具有包容力，海納百川。像他從小跟著大人去媽祖廟裡拜拜，初中唸的是嚴謹的私立天主教學校，高中則是自由開放的公立台中一中，醫學院則是扎實的西醫科學訓練，在佛教蓮社和法鼓山接觸佛法，工作則是在基督教醫院，成長和教育背景讓他很自然養成尊重不同的多元觀念，不會侷限自我的眼界。

急診科主治醫師的抉擇

話說二十年前，他擔任急診醫師，而且有機會接任一家新醫院的主任職位，可以說是前途大好。為什麼會想去美國唸冷門的自然醫學呢？

「當初我選擇做急診科醫師，是覺得很有挑戰性，每天要處理各種緊急狀況，搶時間救人，雖然壓力很大，但很有成就感。另外還有一個因素是，我其實不太愛跟病人聊天，我那時習慣用西醫的父權方式照顧病人，危急時我擔責任，不用多講話，反正我會把你救活，那時候真享受這種權威的感覺。」

我聽了哈哈大笑，好坦率的自我剖析。

「等我升上主治醫師，一切都處理得很熟練，卻開始覺得習慣到甚至有些無聊。尤其半夜急診常碰到酒駕和喝酒鬧事的人，我學一身武藝是想救更多生命，面對這些鬧事者難免覺得無奈。」林子平說，那陣子他不太開心，覺得下半輩子還很長，不願意就這樣過一生，很想要尋找別的出路，讓他可以保持興趣跟熱情，長久做下去。

他也曾考慮跟別人一樣出來開業。有學長跟他說，只要開藥把病人的血壓、血糖數字控制好，就會有成就感，可是他無法有同感，而且覺得這不算是治本吧?!哪有靠一直吃藥來維持健康的。

「我在急診室看過很多慢性病患者，疾病拖久了只會愈來愈嚴重。所以我就上國外網站去查，看看有什麼比較治本的療法，或是有未來發展性的治療技術，結果找到了自然醫學，它在美國已經有一套完整的訓練系統。所以我決定給自己一個挑戰，出國去學習不一樣的新東西。」

那時候台灣關於自然醫學的資訊很少，但他相信這是未來的趨勢。有了媽祖的加持和鼓勵，讓他心裡比較踏實，勇敢出發走向人少的道路。

自然醫學醫師在美國受認可

我很好奇美國的訓練系統是什麼樣子？林子平說，現在北美總共有八所被美國政府認證的自然療法學校，算是學士後醫學系，需要四年完整的學習。

「我在西雅圖的巴斯帝爾大學，前兩年課程跟西醫有百分之八十相似，我等於重新唸了一次醫學院。後半段比較開放，課程多彩多姿，有中醫、西方草藥、徒手調理、食療、營養學、顱薦骨療法、花精等等，還有催眠課，醫學哲理課還會去森林裡跟樹講話，感受自然界的療癒力量。」

說到抱樹，我也很有興趣，我們交流了許多在美國國家公園裡的感動體驗。不過我想，這種課程聽在一般人耳裡，有點像巫術吧？

林子平笑著說，他們要唸完四年，畢業後才有資格參加自然醫學的醫師執照考試，考得過才由政府頒發執照，其實是很嚴謹的。而且，在華盛頓州的部分保險業者，會跟自然醫學醫師合作，因為自然療法可以維護健康並降低生病的機率，所以這是被政府和保險公司認證的健康養生好方法。

「到底什麼是自然醫學？怎麼定義？」據我所知，自然醫學的範圍很籠統。

「簡單來說，你不開刀、不吃化學合成的西藥、不打化學藥劑的針藥，就算是自然醫學。所以一百年前，青黴素尚未被發現以前，所有的醫生都是自然療法醫師。」林子平說，自然醫學的療法確實包羅萬象，還包括心理諮詢。但是在台灣，西醫師是不必接受心理諮詢訓練的，所以他在美國補上心理諮詢課程時，覺得格外滿足和開心。

「此外，還包括對外在環境的檢測，有沒有重金屬、電磁波等等。還有你的生活型態，飲食是否正常、健不健康、適不適合你？有沒有持續做運動？不運動的原因和困難是什麼？我們會花很多時間跟病人討論如何建立良好的生活習慣，因為這才是最根本的。」

哇！還真是包山包海。「你為什麼相信自然醫學是未來的趨勢？」

「因為近三十年來，雖然生活愈來愈現代化，但是文明病也愈來愈多，西醫只能吃藥控制，沒辦法根治。現在流行一個名詞叫『亞健康』，就是所有檢查數值都正常，卻常覺得不舒服，老是頭痛、背痛、失眠、消化不良、疲倦、心情低落。這些都不是單單靠西醫藥物可以解決的。」

而自然醫學講求整體性，包括情緒、人和人的關係、外界環境中可見和不可見的因素，都會影響個人身心健康。林子平很醉心於這種全面化整合的觀點。

「西醫強調標準化，所有治療都有固定的SOP（標準流程），但是同一種藥物在不同病人身上常會有不一樣的反應，醫師也不一定知道為什麼。自然醫學則強調客製化，每個人都是獨一無二，醫師要多花時間了解病人，找出最適合他、最可行的多種治療方式，當然也需要病人配合，醫病雙方必須密切合作才行。」林子平認為這與傳統醫者觀念吻合，同時也是未來醫療應該要走的方向。

自然醫學強調合作

我一路聽下來，覺得西醫跟自然醫學對於身體健康的看法很不一樣。林子平點頭表示認同。

他說，西醫看人體是微觀的，譬如解剖學、骨骼學、神經學、肌肉、血管、血液……是具體可見的生理結構。而自然醫學卻會涉及脈輪、經絡、氣血、情緒、能量場，認為身體裡蘊藏著一個不可見、卻真實存在的小宇宙。

「我看過一位藝術家畫的人體，從七個脈輪發射出七彩的光，一圈圈包圍著人體，好像一棵大樹的枝幹，銜接天地之氣。當時一看到很震撼，也很感動。以前的西醫訓練，認為只有看得見、摸得著才是真的，但自然療法卻讓我發現人體很神奇，一直隨著感覺和情緒在變化，主觀的感知也是健康的一部分。這是很不一樣的眼界。」

「那你從西醫系統進入自然醫學領域，在學習上需要做調適嗎？」

這似乎對林子平不是困擾。「我喜歡把各種門派的醫療比喻成工具箱。我有西醫生理學知識，也有自然療法的訓練，等於我同時擁有兩個工具箱。它們真的很不同，但不必是互相排斥，重點是要做整合。當我碰到一個患者，就要判斷哪些工具對他最有用。拿出來實用就好，何必拘泥於出自哪個工具箱呢？在高標準的自我要求下，當患者來到面前，我希望可以做到最好的協助，並不排斥某種特定的工具箱。」

我覺得林子平好像滿感性的，忍不住問他：「你學習自然醫學，先不要說幫別人，對你個人有幫助嗎？」

他立刻點頭，並說主要是觀念的改變，從競爭心態轉變到合作取向。

「其實西醫界是很講競爭的，你要變成名醫，就要處處比別人強，每科都要考滿分，不能示弱。但自然醫學卻強調合作，包括跨領域的合作，還有跟病人的合作。所以我要花時間去了解每個人的優點，找到可以跟對方合作或互補的部分，這是很大的學習。」林子平謙虛又開朗地笑說：「自然醫學讓我更認識自己，心胸也比較開闊，以前會覺得自己最厲害，現在都不敢這麼講了。」

癌症醫療的選擇題

關於西醫文化這一段話，讓我想到有一位長輩是資深名醫，得過兩次癌症，我很希望他試試自然療法，但是他完全不接受。所以我問林子平，是否也曾試過跟西醫背景的親友溝通、提供建議？

林子平苦笑說，這真的有難度，他也常常撞壁。「有時候人家問我在哪一科，我還真的一時半刻答不出來。以前我是急診科，大家很容易了解，現在我說在做整合醫學，多半的人都一臉納悶，不知道這是什麼東西。」

我故意舉了一個比較極端的情況：「那如果你家人生病了，比方說得了癌症，你會用自然療法來醫治嗎？」

沒想到林子平很大方地講起他母親的例子。

「當初我媽媽得乳癌的時候，我還是住院醫師。她發現時已經三期末快四期，所以根本沒時間想，切除手術、化療、電療全部都做，快速走完標準的治療流程。所以我很感謝我們醫院同仁們對她的用心照顧。」

後來林子平到美國唸自然療法，學到很多可以幫助媽媽恢復健康的方法，包括草藥酊劑和維他命補品等等，同時也終於理解到，媽媽的癌症其實跟情緒有很大關係。

「媽媽的職業是舊時代銀行行員，出身是四男一女的唯一千金，結婚後也是不用管理家事的，後來公公婆婆生病，孝順的她義不容辭扛起照顧責任，生活突然發生巨大轉變，經常很疲累，身心的壓力都很大，但大家都沒發現。直到我爺爺去世，她才跟我說身體不太舒服，一檢查就是癌症後期。那時我還滿自責的。」

「你覺得自己是醫生，卻沒有好好關心媽媽？」

林子平說，他那時正在接受住院醫師訓練，每天忙得不成人形，發現媽媽罹癌後，只想著要媽媽趕快就醫，不知道她還有情緒問題需要家人理解，有很多壓力和痛苦需要出口和發洩，媽媽自己也不好意思開口找人幫忙，怕麻煩到別人，那個時代的女性也被教導凡事多忍耐。這些其實都跟癌症爆發有關。

我很好奇：「那如果從頭來過，現在的你會怎麼做？」

林子平認為，第一步先以西醫介入是必須的，但各方面的療法要隨後跟上。「前端還是一樣，我會讓她去開刀，先把癌細胞切除，化療、電療也會做，以爭取更多的時間。接下來我會花時間跟她深聊，討論後續恢復整體健康之道，包括如何好好照顧睡眠、飲食、運動、情緒、人際關係等等。當然這要以尊重她的選擇為前提。」

「呃，什麼意思？」我不解地問。

林子平解釋說，要癌症病人突然改變生活習慣或個性，其實並不容易。每個人都有自己根深柢固的行為和觀念，不可能說變就變，通常需要五個階段的過程，第一階段是受到刺激，然後才會開始思考，思考之後去找方法，找到方法之後還要願意踏出步伐，最後才是做出具體改變。

「所以重大疾病的康復過程，很需要療癒者、醫師和家人耐心的長期陪伴。而且要以患者為中心，圍繞著患者和他的情況做適合的規劃，畢竟做決定和做改變的人是他自己。」

林子平主動把話題拉回到我稍早的提問：「像你那位西醫長輩，他對醫療已有固定的信念和想法，也有自己專業上的堅持，這是他做了一輩子的事情，你要他突然轉向，等於把他長期信仰的世界觀推翻。這是他的身體、他的人生，我們沒有權利、也沒有辦法強迫他立即改變，只能尊重他的決定和選擇，做優質的陪伴，不然你可能會怒火攻心，痛苦的是你自己。」

這番充滿同理心的話語打動了我，讓我學著轉念，稍微釋放了心裡的糾結和執著。

癌症是積壓情緒的結果

我照例問他一個問題：「就你的觀點，癌症是什麼？」

「癌細胞啊，它們是一群不跟人家溝通的細胞。有很多內在的衝突，沒有餘裕看到別人，自己受到痛苦也不會去找支持，就只想要不斷擴張壯大。這是我的理解。」

林子平說，當他跟癌症病人相處的時候，常覺得他們內心有很多積壓的情緒和衝突，當然這也跟個性有很大關係。「所以我們要去了解他們的深層心理，試著慢慢引導。」

「你的意思是，治療癌症要從個性著手？」

「不只是這樣。」我感到林子平的醫師魂上身，開始對我詳細講解：根據國外的研究，治療癌症有兩個具體的部分，第一個是健康飲食，第二個是營養調理，包括一些草藥或天然補充品，讓身體能量更均衡。

此外還有大量情緒和情感的部分。「這方面首先要學習跟人溝通，試著把痛苦說出來，把害怕恐懼表達出來，主動請求幫忙。因為癌症患者有一個特色，凡事都想要自己硬撐，不肯求救，不習慣也不知道如何求救。第二個是抓回自己健康的主權，好好照顧自己，安排自己想要的生活。第三個是要找到存活的動機。」

「對，這個很重要。」我對第三點特別有感。

林子平欣然點頭，隨即又苦笑說，他曾經勸病人戒菸，說吸菸是慢性自殺。對方卻回他一句：「醫生，沒關係，我不急著死，我可以慢慢死。」害他突然不知道要說什麼。他也曾經勸過朋友不要抽菸，朋友卻嬉皮笑臉說：「反正我沒有想要活很久。」

「如果是我的患者，我會認真再挖下去，為什麼你這樣說？你真的沒有活下去的欲望嗎？但朋友我就不深究了，那是他的選擇。」

經過多年行醫，林子平漸漸理解以前中醫講的「醫不叩門」這句話。「當病人主動來求醫，表示他有動機，也願意相信你，醫療的效果比較容易出現；如果人家根本不相信你，你為什麼一定要說服他？為了證明你很厲害嗎？我找不到那個立足點。」

是啊！我也相信所有的療癒，都必須從有療癒的意願開始。我接著問林子平：「那恐懼呢？怕死也是一種生存動力，不是嗎？」

但林子平認為，對於疾病的恐懼，反而會增加身心的負面壓力。「面對癌症的時候，如果因為怕死才去做某些事，你會愈做愈害怕，每做一件事，都會增加背後的恐懼。所以我們最好換個正面的想法：我做運動是為了讓自己開心，我吃天然食物是要告訴我的癌細胞，我願意好好照顧你，我們可以一起變好，我們原本要過的，是健康快樂的生活，或許過去活得太沉重，但現在我們一起把心情擦亮，抱著希望往前走。」

將心念調整、轉變成正向的狀態，這是林子平特別提醒，而一般的患者跟醫師很可能會忽略的關鍵因素。

整合醫學門診的非侵入式療法

我個人覺得整個台灣和醫學界都有在進步，我們小時候根本不知道情緒跟生病有關係，現在大家普遍都有身心靈健康的概念，所以林子平的「整合醫學門診」才得以在主流的西醫醫院、白色巨塔裡誕生。

不過我還是很好奇，它到底可以為病人提供什麼樣的服務呢？

林子平舉例說：「有個患者肝臟不好，消化不良，看起來面黃肌瘦，深度溝通後發現他長期面臨家人相處不好的問題。這時候一般醫師會轉介給社工師和諮商師，但因為我學過諮商，就可以陪病人繼續探索下去，看要如何幫助他釋放情緒和改變家人間相處的狀況。」

林子平同時也檢查出這位患者的肝臟需要做內臟調理，這是一種源自義大利的徒手治療技巧。「你不要小看它的療效，光是替他把肝臟一些阻塞的地方疏通，他整個人就變得輕鬆舒服很多。」

我眼睛一亮，想知道什麼是內臟調整。

「它的英文是 Visceral Manipulation。其實我們內臟的位置不是固定不動的，當我們呼吸的時候，內臟會輕微的滑動，如果有地方卡住，就造成氣血的阻塞。這種技法是以非侵入性的方式進行調整，透過精細的牽引、拉伸跟解鎖，把內臟回歸原位。」

最神奇的是，林子平曾經治療過一個剛生完孩子的產婦，把她的腎臟和其他器官好好復位，結果她四天就瘦了七磅，將近三公斤。

「因為懷孕期間胎兒的擠壓，會讓產婦的內臟顯著位移，生產過後，器官要回歸到原本位置需要時間，這個技術會很有幫助。尤其是剖腹產，開刀部位即使外表縫合得很漂亮，傷口也都復原，但是內部很容易沾黏。運用內臟調整技術，沾黏問題就有辦法處理，避免一些婦科揮之不去的疾病，還有下背痛的狀況產生。」

聽起來真讓人振奮，更是患者之福。我樂觀起來，興奮地問他：「你覺得現在台灣對於自然醫學或整合醫學的理解，有逐漸上升的趨勢嗎？」

林子平燦笑著說：「還是需要努力啦！不過已經比預期的快了。」

「十幾年前我從美國回來省親，有學長寫文章提到食用油跟細胞的關係，呼籲大家注意食用油的品質，不要吃到壞油，那時還被主流醫學嗤之以鼻。後來經過地溝油事件，現在大家都普遍接受這個健康概念了。」

林子平說，他選擇回到主流醫院開設特別門診，一方面是為了服務患者，另一方面也是希望在白色巨塔的體制內做一些宣導推廣，讓更多新生代和觀念較開放的醫師知道，原來還有這些多樣性的治療方法，希望能促進更多的交流與合作，對整體社會的健康觀念有所幫助。

而這樣的期盼跟熱情，也是支持他繼續走下去的動力。

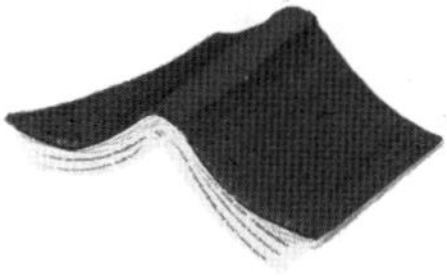

第8章
191 出入白色巨塔的雙醫博士——林子平訪談

「不論是癌症病人或肥胖患者，都不能只依賴醫生和醫院裡的治療，自己也要在日常生活中進行改變……調整飲食和生活習慣，包括控制熱量、多運動、紓解壓力等等。」

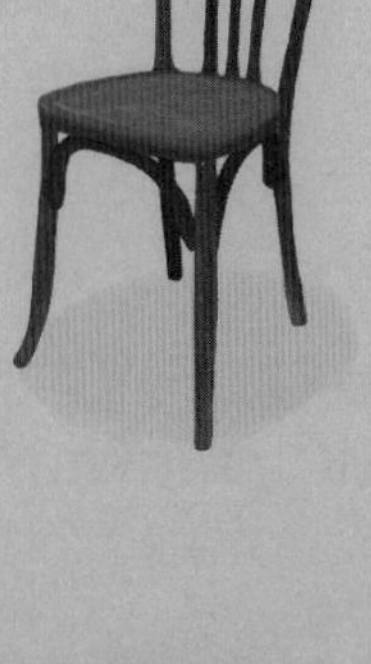

第9章

抗癌不易，但像減肥就對了

——顏榮郎訪談

顏榮郎小檔案

● **學歷**

德州大學安德森癌症中心腫瘤生物學博士

台灣大學醫學士

● **經歷**

長庚大學醫學院副教授

林口長庚醫院放射腫瘤科醫師

● **現職**

顏博士活力診所院長

出身主流治癌體系，取得全球知名的美國安德森癌症中心腫瘤生物學博士，陪無數病人走過抗癌歷程，但多次治療失敗的無力感，讓他開始檢討西醫正統療法的盲點。投身低毒性天然物與治療策略的研發應用近二十年，希望能改善癌症治療的副作用並增強療效。著有《抗癌就像減肥》。

顏榮郎是腫瘤生物學博士，過去三十年來，他一直在研究低毒性天然物與治療策略，希望能夠降低癌症治療過程的副作用，減輕患者痛苦，並且提升療效。他曾經寫了一本書《抗癌就像減肥》，這個觀點好特別，讓我十分好奇。

「這是我把研究結果綜合歸納後，得出來的結論。」顏榮郎說，因為癌細胞跟脂肪細胞很像，兩者之間有幾個共同點。

第一，在代謝上，癌細胞和脂肪細胞都很喜歡甜食和熱量，喜歡攝取葡萄糖、澱粉。

第二，兩者都會導致發炎。脂肪細胞的擴張與增生，會導致局部缺氧和細胞壓力，招募大量發炎細胞到脂肪組織，分泌發炎激素，引起低度慢性發炎；而癌細胞也會分泌發炎激素，刺激腫瘤增生，折損骨髓造血系統與免疫功能。

第三，兩者都會讓人體肌肉日漸衰弱。脂肪細胞會侵入肌肉，讓肌肉量開始減少。癌細胞不會侵入肌肉，但是會分泌發炎激素，讓肌肉逐漸崩解。很多癌症病人到最後根本沒辦法走路，就是因為肌肉都垮掉了。

總之，癌症跟肥胖這兩者的產生因素、表現形式跟最後結果，幾乎可以說並無二致。所以不論要抗癌還是減肥，該做的事情其實很像。

「要怎麼做？」我關心的比較是抗癌的部分。

「調整飲食和生活習慣，包括控制熱量、多運動、紓解壓力等等。」顏榮郎說，不論是癌症病人或肥胖患者，都不能只依賴醫生和醫院裡的治療，自己也要在日常生活中進行改變。

預防癌症，最重要是避免身體發炎

我還是從頭請教起：「你是專門研究腫瘤的，請問對你而言，癌症是什麼？」

「癌症就是基因異常的疾病。我在德州大學上的一門課叫做『Oncogenes』，就是『致癌基因』。那致癌基因是怎麼形成的？就是突變。基因突變以後，它就有了異常的活性，譬如我們有很多生長因子受體，是用來調節細胞生長分化的，它的活性如果不受控制，讓細胞瘋狂生長，最後就可能轉變成癌細胞。」

我想到一個比喻：「所以你想像中的癌細胞，就像一個瘋狂殺手是嗎？」

顏榮郎點頭說：「對，它就像一個異形，在你體內不受控制，到最後讓你整個崩潰，它自己也跟著崩潰。」

我接著追問：「是什麼原因造成基因突變呢？」

顏榮郎開始詳細解說起基因突變的過程，我大氣不敢喘一口地凝神聆聽，生怕聽不懂。簡單來說，就是跟身體內的自由基和發炎現象有關。

「身體發炎會產生自由基，刺激基因產生突變。當身體免疫系統偵測到有異常現象發生，會召喚第一線防禦，也就是自然殺手細胞展開自動修復，愈年輕健康的細胞，修復能力愈好。如果基因突變累積到某種程度，身體沒辦法修復了，細胞還會啟動一種自殺機制，透過抗癌基因 p53 把自己消滅掉，這樣身體就不會出問題。這是自癒系統的一部分。」

但如果身體免疫系統太差，導致細胞沒有能力自行修復，自殺也不成功，這些破損嚴重的突變基因一直存在體內，不斷分裂複製，就可能變成癌細胞。而癌細胞又會分泌發炎因子，讓身體處於發炎狀態，刺激更多細胞產生癌化，就變成惡性循環，腫瘤愈長愈大。

「所以要預防癌症，**最重要就是要避免身體發炎**，保護細胞健康，減少基因突變的發生。」

避免發炎第一步：紓解身心壓力

我精神為之一振，連忙問：「那要如何避免發炎？」

「我們要先了解，身體為什麼會發炎？」顏榮郎從源頭開始講起。「第一個是壓力。現代人有很多壓力，包括職場壓力、婚姻壓力、家庭壓力等等。我們知道，壓力不見得是壞事，如果是短期的、可以解決的壓力，會帶給我們正面的挑戰和成長。但如果是沉重的、沒有辦法克服的長期壓力，讓你感到承受不了的痛苦，這種精神壓力會傷害身心，讓免疫力受損，自動偵測和修復的能力大幅降低，癌細胞就可能冒出來，甚至累積變成腫瘤。」

他舉例說，有一位職業婦女是公務員，薪水職位都不錯，看起來也很健康，但她為了兒子就學問題很苦惱，造成嚴重的親子衝突和婚姻張力，兒子還離家出走，後來她就發現自己得了乳癌。

根據研究，很多人在罹患癌症之前，都曾經面臨無法克服的重大壓力，讓免疫系統開始弱化崩解。所以紓解壓力對現代人很重要，身心保持平衡才可以擁有良好的免疫系統。

顏榮郎最推薦的紓壓方法是運動，因為運動的時候會產生腦內啡，這是一種快樂荷爾蒙，讓你身體放鬆柔軟，心情變好，把不開心的壓力透過肌肉和汗水釋放掉。

「我們免疫系統裡有自然殺手細胞，這種細胞的表面有很多腦內啡的接受器。當你產生大量快樂荷爾蒙的時候，腦內啡接受器就會把它吸收進來，這樣自然殺手細胞的素質就會提升，活性增加，也就是強化了身體免疫力。」

所以我們常說運動可以防癌，快樂也可以防癌，就是這個道理。

避免發炎第二步：改善生活習慣，注意飲食

發炎的第二個原因，是跟生活習慣和飲食有關。顏榮郎強調要特別注意飲食，因為我們在日常生活中，常會不知不覺吃進很多有害的食物。

顏榮郎舉例說，他注意到一個現象，台灣近年來胰臟癌患者不斷增加，從

一九九七年到二〇一七年這二十年間，發生率升高了三到五倍，他覺得這可能跟吃生魚、生肉、生蠔、生蝦等生食習慣有關。

「我不是要說吃生魚片會得癌症，不是這樣。最主要的問題是，淡水魚類身上常有很多中華肝吸蟲，很危險，是一級致癌物。這種寄生蟲在泰國又叫泰國肝吸蟲，很髒又帶著很多細菌，湄公河沿岸很多地方的魚蝦身上都有。肝吸蟲在人體內可以存活二十年到三十年，一直引起發炎，甚至導致癌變。」

如同前面所述，身體發炎會導致基因突變。由於肝吸蟲進入肝臟的路徑，會先經過胰臟頭部的胰管，然後到膽管，所以胰臟癌有百分之七十五的機率是發生在胰臟的頭部區域。因此顏榮郎特別提醒，千萬不要生食淡水魚蝦，一定要煮熟才安全。

「說到防癌，我常覺得，不做什麼比做什麼還重要。我們常會吃一堆保健食品來防癌，但以我來看，第一步應該是不要做有害的事情，譬如不要吃油炸和燒烤、不抽菸、不生食淡水魚蝦、小心黃麴毒素等等。」先停止對身體的傷害，減少引起發炎的不良因素，才是最根本的。

預防性切除是否有必要

我們聊著聊著，突然聊到幾年前的轟動新聞，美國知名影星安潔莉娜・裘莉做了基因檢測，發現自己是乳癌遺傳的高危險群，於是主動開刀切除了乳房。

顏榮郎解釋說，她的身上有某個突變基因叫做 BRCA，就是 breast cancer 的縮寫，這個基因會讓乳癌或卵巢癌的發生機率增加，在男性可能就是攝護腺癌。安潔莉娜・裘莉的家族長輩有多人罹患癌症，包括她的媽媽也是五十幾歲就因乳癌和卵巢癌過世。她不想步媽媽的後塵，所以選擇了預防性切除。

「美國已經有人在做研究，這個突變基因確實存在於某些族群裡，但是以前它產生癌變的機率並不高。第二次世界大戰結束之後，帶有這個突變基因的人發生乳癌或卵巢癌的機率，顯著提高了兩倍到三倍。」

顏榮郎說，以前的人生活刻苦，吃的東西比較粗糙，也比較天然。戰爭結束後美國經濟起飛，大家開始吃很多精緻澱粉、加工食品、各式各樣的甜食、高油脂肉類，這些高糖、高油脂食物是常見的致癌因子，導致身上帶有突變基因的族群，罹癌的危險性大增。

我問：「如果你是她的主治醫師，你應該不會建議她做預防性切除？」

他點頭說：「我會建議她先做好飲食管理和生活習慣調整，然後密切追蹤監控就好了。」

當然，每個醫療決定都有其道理，但是這個例子也再度告訴我們，飲食跟防癌的關係非常密切。

增加氧氣、升高體溫，治癌更有療效

顏榮郎有很多病人是癌症患者，我很好奇他的低毒性治療方法是什麼。

他說，惡性腫瘤有三個重要特質，就是缺氧、發炎、纖維化。腫瘤裡面很容易缺氧，缺氧會引起發炎，助長癌細胞增生，發炎久了組織還會纖維化，腫瘤變得很硬，血管變窄，化療藥物不容易進去，放射治療和免疫療法的成效也都大打折扣。

而缺氧正是惡性循環的源頭，科學研究已經證實，當身體缺氧時，HIF（Hypoxia-inducible factor，缺氧誘導因子）就會增加，誘使腫瘤發炎，讓癌細胞產生抗藥性，降低對化療和放療的反應敏感度，促進癌症快速轉移和惡化。

「我們在治療癌症時，常看到很多病人到了末期以後，再怎麼做放療、化療都沒用，腫瘤就是不會變小。因為愈晚期的癌症，腫瘤缺氧愈嚴重，而打放射線必須要有足夠的氧氣，才能產生『氧自由基』（Reactive Oxygen Species，ROS，即活性氧化物）來消滅癌細胞。」

所以治療癌症一定要先提高身體裡的氧氣含量。《科學期刊》（*Science*）曾經刊登過一篇研究，將實驗組的老鼠放到百分之六十氧氣的空間，幾個月後，老鼠身上的腫瘤明顯縮小，而且腫瘤裡面的抗癌T細胞增加了五倍以上。

因此，顏榮郎很鼓勵癌症病友做運動．運動可以防止肌肉萎縮，增強心跳和氧氣循環，而且運動中的肌肉會分泌一些細胞激素、肌肉素和抗癌蛋白，抑制癌細胞活動，還可以升高體溫，增加造血功能，讓免疫系統的活性變好。

「其實癌症病人最怕都不動，身體不動的話體溫會降低，氧氣會不足，免疫系統就更容易垮掉。」能夠到大自然裡是最好的，山林間有豐富的氧氣，比待在城市裡好得多。如果不方便，那麼在家裡常做一些氣功或平甩功，也會很有幫助。

顏榮郎也常使用一些輔助療法，例如幫病人熱療或照射遠紅外線，增加體溫，改善循環，提高身體含氧量。尤其當病人要做化療或放療之前，先讓他們吸入氧氣，提高體內含氧量，再針對腫瘤部位照射遠紅外線，遠紅外線可以穿透到五至八公分的深度，讓腫瘤內部的氧氣濃度增加，以促進藥物和放射線的療效。

我問：「聽說也有人是睡高壓氧氣艙？」

顏榮郎說，確實有些醫師會讓病人每天接受一次高壓氧，讓氧氣大量進入體內。這些輔助工具的原理，都是要提高氧氣供給，壓抑癌細胞生長，並防止發炎和纖維化。

「我還聽說某些療法是鼓勵病人多喝薑茶？」

「對，薑裡面的薑辣素成分可以讓身體產生熱，血管擴張，增加氧氣並讓循環變好。」顏榮郎說，韓國科學家做過研究，將薑辣素打進實驗組老鼠體內，老鼠身上腫瘤內的免疫細胞明顯增加。「這些科學家建議，癌症病人每天食用十到十五公克的老薑，再加上運動，效果會更好。這是把傳統的生活智慧，用現代科學來加以證實。」

提升免疫力，是防癌抗癌的先決條件

聽到顏榮郎講了這麼多防癌和治癌的原理，我突然覺得滿樂觀，癌症治癒好像並沒有想像中難。

但他卻搖搖頭說，還是很難。因為癌症是很複雜的疾病，我們對它的了解還是太少，所以眾說紛紜，不容易取得共識，每個人觀點都不太一樣。

「現在雖然有很多癌症相關的研究，但多半還在基礎科學的階段，也就是試管實驗、動物實驗，很少進入到臨床的人體實驗。科學研究要嚴謹，未來還有很長的路要走。」

顏榮郎認為，基礎科學已證實對身體有害的事情，我們盡量不要去碰，以降低風險。而提升免疫力是抗癌、防癌的先決條件，這算是目前大家都有共識的正確方向。

我突然有感而發，回到採訪的主題：「有人說癌症是一份禮物，讓我們的生命得以更新，產生改變。你同意這句話嗎？」

他很坦率地說：「癌症如果治好了，才是禮物，因為這代表你可以駕馭它；如果控制不了，治不好，變成它駕馭你，那就要掰掰了。」

為了駕馭癌症，病人必須做很多生活習慣和修身養性的調整，要運動、紓解壓力、注意飲食和營養、增加氧氣、避免身體發炎等等，他相信做了這些調整之後，病人會變得比較快樂、比較健康，身心靈各方面比較平衡。但前提還是要治療成功，才算是一份好的禮物。

我倒不認為要這樣以成敗論英雄。「每個人終究都會走向死亡，如果我們能夠在活著的時候，因為疾病得到一些啟發，產生一些改變，就算我們沒有辦法擊敗它，就算我們最後還是走向終點，但這份領悟和學習過程也是非常珍貴的，不是嗎？」

「也是可以這麼說啦！」他的口氣聽起來有點勉強，我忍不住哈哈大笑。

這大概就是醫者的立場和目標吧！他還是希望病人的努力可以擊敗疾病，換來健康，把這份成功的禮物帶回家。

當然，這也是我的衷心期盼。

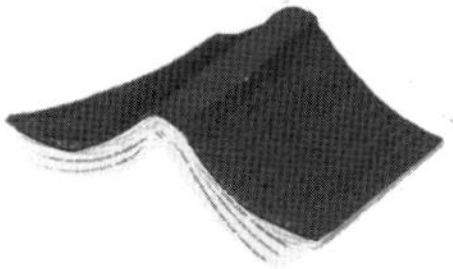

第9章
211 抗癌不易，但像減肥就對了——顏榮郎訪談

「現代世界以科學為主流，你必須要用實驗來證明，才能說服大家相信訊息能量是真實的存在，身體健康是可以被心念改變的。」

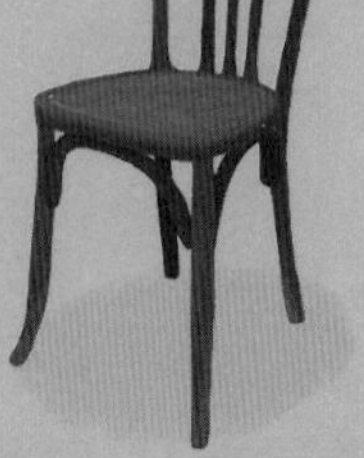

第10章

用實驗證明心念可以影響健康

——張凌昇訪談

張凌昇小檔案

● **學歷**

美國華盛頓大學工學博士

● **經歷**

日本東北大學參訪學者

成功大學電機工程系助理教授、副教授

成功大學奈米科技暨系統工程研究所合聘教師

美國華盛頓大學電機工程系基因體實驗室研究助理

美國華盛頓大學機械工程系生物微流體實驗室研究助理

二〇一五年 TEDx 講者

● **現職**

成功大學電機工程系教授

在美國華盛頓大學取得工學博士，專長是生醫微流體晶片系統、奈米生醫科技、微機電系統（MEMS）。本身是B型肝炎帶原者，學成回到台灣後，卻在參加心靈成長營時意外發現自己的B型肝炎帶原情況消失了，因而感到非常訝異，當下決定成立一個能量研究團隊，深入研究自己親身經歷過的這股能量，並從「頻率」開始著手。

相信很多朋友都跟我一樣，讀過日本江本勝博士所寫的《生命的答案，水知道》之後，立刻被書中那些漂亮的水結晶照片吸引。從照片可以看到，讓水聽不同的音樂、在水杯上貼不同文字，水結晶的排列也會跟著變化，真的太神奇了！所以，當我聽說成功大學電機系教授張凌昇在台灣也成功複製出同樣的實驗，非常驚喜，一定要專程到台南採訪他。

我們碰面後的第一個話題，當然就從江本勝博士這本書談起。「你好像是台灣做出水結晶實驗的第一人，為什麼會想做這個研究？」

張凌昇說，當初他看到照片就覺得很好奇，要怎麼拍出這些結晶？水分子為什麼會隨著文字、音樂、意念改變形狀？他寫了電子郵件給江本勝博士的研究中心，詢問是否可以把台灣的水寄過去，請他們幫忙量測。

「他們回信說，檢測一個水樣本的費用，折合台幣要一萬元，外加手續費五千元。我寄了兩個不同的水樣本到日本，花了兩萬五千元，一兩個月之後，他們拍攝回來，果然兩份樣本的水結晶形狀完全不一樣。」

跨校團隊合作，研究出拍攝水結晶的技術

這讓張凌昇更感興趣了，想要學習這個技術，這樣就可以到台灣各地採集不同水域的水質來分析，也可以探討不同方式處理淨水的效果。所以他又詢問了去日本學習這項技術的費用，結果折合下來大概要一百萬台幣。

「那時候我沒有一百萬元，就去找南台科技大學機械工程系的許藝菊教授團隊一起來研發，因為他們有相關設備。大家聽了都很有興趣，我是發想者，真正執行計畫的是他們那裡。大家共同摸索了一年多，終於用比較便宜的方法和設備，把拍攝水結晶的技術做出來。」

哇，好厲害！要研究出這個技術應該很不容易吧？

張凌昇說，科學實驗必須要重複驗證，確實滿困難的，混雜了許多未知的變數。每一次的水採樣，他們都要準備五十個樣本，因為外在環境的各種波動

因素，並不是每一個樣本都可以順利完成，會有各式各樣的情況發生，甚至連實驗者是不同人，也有可能產生不同結果。

「在南台科技大學的實驗室裡，我們發現某個學生就是一直做不出來，可是換了另一個學生，用同樣步驟卻可以成功。」他覺得這個現象很奇妙，機器設備是固定的硬體，所有操作過程都一樣，完全制式化，但每個人做出來的結果卻不一樣。更奇怪的是，當機器發生故障，有些學生去調一調、敲一敲，它就好了；有些學生卻相反，機器本來好好的，他去摸一摸、玩一玩，機器莫名其妙就壞了。這到底是為什麼，沒有人知道，課本上面也查不到。

換句話說，即使在清楚可見的實驗室空間中，還是有一些看不到、無以名之的因素在默默影響著。

「我們能做的，就是盡量控制各種變項，包括所有參與者都要把自己的能量場、想法、信念、情緒等各方面調整好，進行實驗的時候就會比較順利。」

除此之外，張凌昇深切覺得，做科學研究的人心胸要更開放，來接受和探究這些不可見的部分。

內心意念可以改變物質世界

說真的，我很佩服張凌昇的勇敢，不只因為他努力克服科學技術的困難，更重要的是，我知道江本勝博士的水結晶研究，長期以來一直有許多兩極化的評價和爭議，支持者認為這是跨時代的研究，證實了抽象的意念和訊息可以改變具體物質世界；批評的人則說這是偽科學，實驗過程不夠嚴謹、評斷結晶的美醜太主觀等等。這些紛亂的爭議讓我很困惑，不知道該相信哪一邊。

所以，我忍不住追問：「你是一位科學家，投入這樣的實驗，難道不擔心被批評嗎？」

張凌昇的態度倒是很輕鬆。他認為，當一個新領域還處於半科學的狀態，一定會有各方不同的意見和聲音，這很正常。與其隨意接受任何一方的說法，乾脆自己動手去做實驗，親自驗證。當他把成果實踐出來，眼見為憑，自然就願意相信，也更有信心去說服其他人一起加入這個研究領域。

我對他這份熱情感到很好奇：「這個實驗對你來說有什麼特別意義嗎？為什麼你願意投入這麼多時間和心力來做研究？」

張凌昇覺得這個實驗最大的意義，是可以應用在促進健康和疾病治療方面。

「大家都知道，我們身體裡有百分之七十是水。江本勝博士拿兩杯水做實驗，一杯水聽了貝多芬田園交響曲，拍攝出來的水結晶很漂亮精緻，另一杯水聽了蕭邦離別曲，水結晶就分崩離析。所以我聯想到，我們平常去ＫＴＶ唱歌，如果你一直唱悲傷的歌，你身上的水分子可能都重新排列成悲傷的形狀，只是你自己並不知道而已。」張凌昇說，了解這個原理之後，我們以後去KTV，或者在家聽音樂，最好選一些快樂正向、有能量的歌，讓身體內的水分子跟著排列得均衡又美麗。

我忍不住笑出來：「哈哈，好有趣的觀點啊！」

張凌昇更進一步延伸：「我們心裡的意念，也會傳遞給身體水分子。譬如跟別人吵架，我很生氣想罵人，這個意念一出現，嘴巴還沒把話罵出去，身體裡的水分子已經先被憤怒能量震盪了一次。所以人際關係有衝突，第一個受到傷害的其實是自己身體，然後才是對方。」從身心靈健康的觀點，所有疾病都根源於心，因為我們心裡的意念能量會影響身體健康，就是這個道理。

既然碰到科學家，我就大膽追問：「心裡的意念會影響健康，這個說法能夠用科學方法證明嗎？」

張凌昇開始很熱心幫我科普。「意念是一種能量，這是來自訊息場理論，一九五二年由知名物理學家波姆（David Bohm）提出來的。他是研究量子力學的先驅，他認為要完整描述一個事物的存在，必須同時包含三個面向：物質、能量、訊息。」

物質就是我們眼睛看得到、雙手摸得到的實體；能量雖然看不見、摸不著，但可以跟物質交互轉換，以光或電磁波的方式呈現；至於訊息場，則是隱藏在物質和能量之間的某種整體性的秩序。

「目前訊息場理論還屬於理論模型，現有設備儀器可能量測不到。但是能量領域的光和電磁波是有頻率的，有振幅大小，可以量測出來。我們團隊就是在研究這一塊，量測各種物質的電磁波和頻率參數。」

調整心念和生活型態，提升身體能量場

這些專業理論聽得我霧嗄嗄，趕緊代替普羅大眾發問：「對一般讀者和觀眾來說，最關心的是，你這些理論和實驗對我們的生命和健康有什麼幫助？」

其實這正是張淩昇從事研究的初衷，他立刻舉了一個淺顯例子來說明。

「譬如某個人內心有一個很強的恐懼意念，深植在身體裡面，他很自然會帶著不安的訊息場，每次碰到不順的事，立刻升起防衛和警戒反應，全身緊繃，無法放鬆，這種情緒能量會影響胃酸分泌、刺激腎上腺素等等，長年累月下來，就變成胃潰瘍、胃穿孔。他去看醫生治病，吃一堆胃藥和止痛藥來修復潰瘍傷口，但如果沒有改掉容易焦慮害怕的個性，也沒意識到自己內心如影隨形的恐懼意念，疾病還會再次發作。這就是為什麼很多人常常跑醫院，疾病卻一直無法根治的原因。」

「我懂了，重點是要解決源頭的問題，也就是心念。」

「對，要從源頭來解決。」張凌昇說，現在病人愈來愈多，醫院愈蓋愈大卻還是不夠用，因為大家都是治標不治本，太辛苦了。

那麼根據他這麼多年的研究和探索，要怎樣才可以改變個性和意念，讓我們從源頭開始變得更健康呢？

張凌昇說，第一步是調整自己的身體能量場，透過飲食、運動、靜坐、學習，讓想法變得正向，改善情緒。先把自己照顧好，才有足夠能量去做外面的事情。

「我自己是從十幾年前開始吃素，固定運動，參加一些團體多方學習。當自己身體變好了，就會想，光是自己好還不夠，應該利用自身專業來研發一些新技術，讓更多人一起受益。因此，我們開始研究能量電磁頻率和電子藥物，希望透過一種非侵入式的、非藥物式的方法來治療疾病。」

電子藥物：用電磁波來治病

這次採訪的科學知識含金量實在太高，我只好逐一發問：「什麼是電子藥物？」

「我們現在吃藥，都是把實體的藥粉或藥丸吃下去，對不對？但其實每種藥物都有它的能量訊息場，抗生素跟維他命 C 的電磁訊號絕對不一樣。我們想要找出每一種藥物的電磁訊號頻率，把它們變成數位化，儲存在程式裡面，讓藥物訊息波跟病人體內的細胞產生共振，由此產生療效，這就是電子藥物。」

因為現代的藥物大多數是人工合成，這些由化學成分組成的藥物吃進身體裡面，只有大約百分之三到百分之五被身體吸收，剩餘的百分之九十五必須由肝臟和腎臟代謝出去。藥物吃得愈多，身體就會消耗愈多能量而變得愈虛弱。

這也解釋了為什麼台灣洗腎人口是全世界最高。台灣人很喜歡吃藥，不知不覺在身體裡累積了許多化學成分，造成肝腎負荷太重，反而傷身。電子藥物的意義在於，透過非化學性的能量訊息來治病，沒有副作用，讓人更安心。

我看過張凌昇在TED的演講影片，知道他已經成功將青黴素的電磁波訊息，經過電子設備的傳輸，讓清水具有藥效，可以抑制大腸桿菌。我請他多說明一下這個過程。

張凌昇說，他之前接觸到一台德國的MORA生物能共振儀器，還有一些順勢療法的觀念和設備，才知道在歐洲早已有人在做這類自然醫學和能量醫學的科學研究。這些研究把藥物的訊息波直接打到糖球、巧克力或水裡面，病患吃下去確實有幫助。

「有了水結晶的經驗之後，我們就在思考，想要做這類研究。我們花了好幾年時間不斷嘗試，先用頻譜分析把青黴素的特徵頻率拆解出來，再拿兩個桶子，一個放青黴素藥粉，另一個裝水，用線圈繞一繞連接起來，透過線圈把藥物的訊息頻率放大發射出去，耦合到清水裡面。拿這些清水去做大腸桿菌的抑制實驗，確實有顯著效果。」

說到大腸桿菌，我曾經看過一則新聞，當初東京要舉辦奧運的時候，有個游泳項目會在東京灣舉行，但聽說東京灣的水裡有很多大腸桿菌，所以日本政府花了大筆經費去消毒和淨化水質。我靈光一閃：「如果用你們這個方法，日本政府是不是就不必大費周章，花那麼多錢去消毒？電子藥物的效用可以運用在這麼大片的海域嗎？」

張凌昇認為，理論上應該是可行的，但需要實際測試看看。

他曾經遇過兩個類似的案例，一個是協助清理社區大樓水塔，因為不能使用化學藥劑做消毒，所以用電子藥物最安全。另一個是醫院水塔裡面發現含有退伍軍人菌，這種菌有致死的危險，院方擔心病菌會隨著各樓層水管，散布到整個醫院，這情況也很適合用電子藥物來處理。

他還想到，或許可以用這技術來協助化學工廠處理廢水，減少環境毒素對水資源的汙染。總之，還有很多可以應用的領域有待開發。

一路聽下來，我發現他的這些實驗成果都大有可為，如果成功普及的話，不論對醫療或環境保護來說，都是很棒的一件事。

利用低頻電磁波抑制癌細胞

張淩昇團隊有一個研究計畫讓我眼睛一亮。「聽說你們正在研發癌症防治相關的儀器，它的原理是什麼？跟電子藥物一樣嗎？」

他點頭說原理是一樣的，就是利用低頻脈衝的電磁場，去抑制癌細胞生長。目前細胞實驗已經達到顯著的抑制效果，他們也發表了一篇ＳＣＩ國際期刊論文。至於生物機制的反應還在探索中，他們有一個團隊正在進行動物實驗。

「我們希望把這台機器研發出來，成為主流療法的一個輔助工具。」張凌昇說，這台機器的定位是「癌症輔助治療儀」，可以廣泛應用在各個臨床治療階段，他舉例：

第一，手術前後的化療階段。通常在每一次化療之間，會有兩三個星期的休養空檔，因為人體注射化療藥物之後，雖然癌細胞被殺死了，但正常細胞也受到傷害，身體免疫力變得很低，需要修復。這段休養期間可以運用這台機器，以非侵入式、非藥物性的方式，防止癌細胞趁機再生。如此一來，患者在接受每次化療之間的空檔就可以很安全，讓復原狀況愈來愈好。

第二，治療結束的癒後階段。通常癌症病患治療後的安全觀察期是五年，在這段期間，透過這部機器的輔助，能夠降低復發率，提高平均存活率。

第三，延長末期患者的餘命。根據統計，第四期癌末患者的平均餘命，大約是十四個月左右。運用訊息波來抑制癌細胞發展，可以減輕藥物治療的痛苦，讓身心舒服輕鬆，慢慢增強免疫力，生命期也得以延長。

聽著這些功能和目標，讓我很感動。因為我身邊陸陸續續有親友罹患癌症，每次聽他們講起手術或電療、化療的經驗，都覺得非常不捨，雖然現在醫療不斷進步，癌症治癒率也變高了，但是那些強烈的醫藥手段，還是讓治療過程充滿各式各樣的痛苦。所以我真心期待這部儀器早日問世，這種溫和的輔助療法將是癌友們的一大福音。

「我們團隊也很努力啊！但這真的急不來。」張凌昇說，關於醫療方面的藥物和儀器設備，每個國家都有嚴格法規，必須通過層層的科學檢驗。他們一步步從細胞實驗開始，目前已經進展到動物實驗，成功之後還要經歷更嚴謹的人體實驗，最後才能夠製造儀器，開始應用。這是一條還很漫長的路，需要很多人的智慧和努力一起來完成。

頻率科技促進舒眠深眠，提升免疫力

據我所知，張淩昇還研發了一個很特別的產品，叫做「睡眠撲滿」。聽起來挺有趣的，我想聽他說一說相關的理念。

「我們發現，睡眠已經成為許多人常見的困擾。以前農業時代不會這樣，天黑了躺到床上，就可以睡著，但現代生活腳步愈來愈快，每天要接收很多訊息，大家壓力都很大，到了晚上還有許多聲光刺激和高頻電磁波，很容易影響睡眠。一旦睡不好，會導致自律神經漸漸失衡，很多慢性病就是這樣來的。與其去醫治那些慢性病，不如先把睡眠品質顧好，提升免疫力，避免疾病產生。」

這部睡眠機的使用方法很簡單，只要插電就好，不需要跟人體接觸，透過內建的程式頻率可以達到兩個主要功能，第一個是在房間裡創造舒眠磁場，讓身心放鬆，容易入睡；第二個是經由頻率的共振，導引腦波進入深度睡眠。

「夜裡睡得好，早上醒來就不會想賴床，覺得神清氣爽。」張凌昇說，目前這部機器也外銷到海外，包括亞洲、中東、歐洲和美國，都有人在使用和推廣。

「聽說它也可以用在寵物身上？」我覺得這一點很新奇。

「是，我們本來沒想到，主要是來自客戶的回饋。」張凌昇笑著說：「第一次聽到客戶反應，只要打開這個機器，家裡的寵物就會跑來他旁邊，我們的研發團隊並沒有當真，覺得只是偶然吧！可是沒多久又有第二個人、第三個人講到這現象，我們才想到好像應該好好來研究一下，是不是所有的哺乳動物都會喜歡這樣的磁場和波頻。」

於是他們花了好幾年，在不同的貓跟狗身上做臨床實驗，最後證實確實如此。所以，他們又開始研發一種可以讓寵物情緒穩定的機器。

「毛小孩無法用語言來表達牠們的情緒，心情不好也說不出來，只能把情緒一直累積，然後用亂咬東西、亂叫、隨地大小便、破壞家具等方式來釋放壓力。如果能夠讓牠們有愉快情緒和良好睡眠，不但可以改善跟飼主的關係，讓飼主更輕鬆，也可以提升毛小孩的免疫力，變得更健康。」

尤其寵物沒有健保，去獸醫院看病很貴，這個動物福利的研究，對飼主和寵物雙方來說，都是很棒的福音。

訊息能量醫學是跟世界溝通的方法

最後一個問題，我聊到這幾年大家最關切的新冠肺炎疫情。因為病毒不斷變種和演化，新疫苗的研發成了備受期待的醫療產業，但疫苗永遠跟不上病毒基因變種的腳步，而且疫苗的使用也存在很多疑慮和爭議。電子藥物有可能成為對抗病毒的解方嗎？

張凌昇認為理論上有可能，可是現實面來說不可能。因為這類高危險性病毒的研究，不是一般實驗室可以做的，必須在最高等級的P4實驗室進行。這不屬於他們的專業範圍。

不過，從電子藥物的角度來看，他覺得有四個機會點可以讓訊息場介入，一層一層防範病毒的入侵和危害。第一個是在病毒還沒碰觸到人體細胞時，就解構它；第二個是讓病毒無法跟細胞膜的受體穩定結合；第三個是阻礙病毒基因鑽入細胞膜內；第四個是讓病毒基因跟人體基因的結合不順利，無法進行大量複製和病變。

我忍不住大笑：「原來你都想好了嘛！」

張凌昇笑說，反正他們不可能做到這種高階實驗，所以這個理論就放在心裡，想想就好。

我不死心地追問：「那譬如流感病毒，危險性沒那麼高，你的電子藥物有辦法取代疫苗嗎？」

張凌昇講了一個很棒的想法：如果他們有機會做病毒實驗，成功研究出流感病毒的抑制機制，他會把訊息波的程式放入一條項鍊裡，讓人很方便戴在身上，不讓病毒有機會靠近，這樣就可以預防感染，就像隨身帶著一座金鐘罩的感覺。不過這也是個夢，一樣放在心裡吧！

我覺得他簡直是點子王，他很謙虛地說：「我只是一個發想者。我們有很棒的團隊，很多事情都是交由他們在具體執行，我很感謝他們。」

為了採訪，我去看了他們的動物實驗室，那環境真的很辛苦，絕對不是一個能夠常待的地方，但實驗過程卻又曠日費時，需要不斷嘗試錯誤和重複修正，短時間內很難看得到成果，所以我更佩服這些願意投入研究的科學家們。

張凌昇承認，這真的很不容易，但不能不做。「對我來說，這是一個跟世界溝通的方法，因為現代世界以科學為主流，你必須要用實驗來證明，才能說服大家相信訊息能量是真實的存在，身體健康是可以被心念改變的。我們必須按部就班做各種研究，才能讓更多人明白。」

儀器只是輔助工具，健康的關鍵在於自己的心

我突然有點感動，問他：「在台灣做這些研究，你會覺得孤單嗎？」

張淩昇笑說，他身邊有一群優秀的團隊和學生，所以不孤單。「當你清楚自己在做什麼，就會漸漸享受這種孤獨感。像我很喜歡登山，揹著背包一個人走在山林的路上，連走五六天，這條路是你自己堅持想走的，那種孤獨感你就會去習慣它和享受它。」

更何況，張淩昇相信他們並不孤單，因為不是只有他們在努力，不論在台

灣還是世界其他國家，都有許多人對自然醫學和能量醫學科技有興趣，大家都用各自的方式在推廣和做出貢獻。他認為再過幾年，參與的人愈來愈多，應該會漸漸匯聚成一股新的潮流和力量。

我很喜歡他所抱持的這份信心。「那你在這條路上走了幾十年，最終想要完成的目標是什麼？」

張淩昇說，其實他們團隊都很清楚，這些年來研發的各種頻率技術和儀器，都只是健康的輔助工具而已，**健康真正的關鍵，還是在於人的心**。他們只是打開一扇窗口，讓大家看見一條通向心靈的引路，希望大家能夠往內心去探索，去認識自己身體裡面蘊藏的力量。

不過，對於處在病痛中的人，每天承受著肉體的折磨、失眠的焦慮、忙碌紛亂的壓力，你去跟他講要認識自己、探索內心、保持正向意念，這些道理根本聽不進去，也沒有餘力去學習。

「與其這樣，那我們不如退而求其次，先解決他身體上的痛苦，讓他睡得好、少吃藥、減輕藥物副作用、情緒變穩定，說不定工作和人際關係也跟著改善。人通常要身心輕鬆愉快，才會願意去探索和學習。」

張凌昇比喻說，就好像有人溺水了，我丟一個救生圈給他，我提供一台輔助的機器給他，讓他在低潮無助的時候有所依靠，飄著飄著慢慢安全上岸。上岸之後，他可能會開始好奇，這台機器怎會這麼好用？它的原理是什麼？在了解的過程中，漸漸相信內心意念和訊息場能量的存在。這是最好的說服方式。

當然，如果他安全上岸後，生活態度和個性習氣依然不改，同樣的疾病可能隔幾年又會重來一次，讓他再次溺水。經過幾次慘痛的受苦經驗，他應該也會有所領悟，而開始願意改變。

原來這些務實的科學研究背後，包含著這麼動人的理想性色彩。我還滿認同這個比喻，如果透過這個救生圈，讓人們開始反省，以前對待身體的方式是錯誤的，原來內心意念一直在影響自己的生活和健康，明白道理之後，或許就不再需要救生圈了。這場疾病的受苦經驗，反而帶來成長的契機。

「沒錯，我們一直跟大家講，這個機器不是要讓你長期依賴的，它只是在你最需要的時候，陪伴你走過這段辛苦的路。」當你靠了岸，懂得其中道理而有所領悟，就可以透過自己的力量，好好走上健康的道路。

而健康之道，說起來其實很簡單，就是好好睡覺、好好運動、注意營養、保持正向良善的意念，以提升免疫力。好好照顧自己，如此而已。

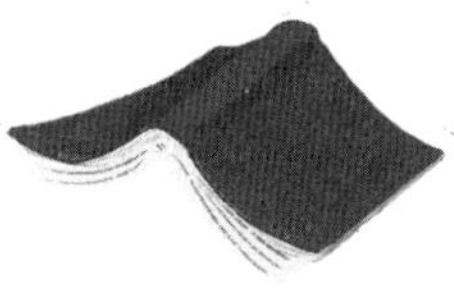

後記

交換禮物之後的不一樣

林明謙

對我來說，《交換禮物》不只是一部紀錄片，而是一趟至今仍讓我感到驚異的旅程。

我很難忘記我們這一路上採訪過的每一個人——包括專家和癌症病友，不是因為他們在訪談中說了什麼發人深省的話語，而是他們不畏懼癌症，並且身體力行的生活態度。

簡單說，就是那份「勇敢」。

很多人以為勇敢就是「什麼都不怕」，但我理解的勇敢卻是：「明知道很害怕，但還是坦然面對」，那是一種崇高的心靈品質。我何其有幸，能在探索癌症的這一路上不斷的見證勇敢，有太多太多的觸動，於是提筆寫下了片中的這段旁白：

衰仔，我見證過很多奇蹟
所以我還在默默地努力
勇敢不是用來發狠、用來開大絕幹掉小強的
勇敢是用來面對你
面對一直被忽視、被無視、被神憎鬼厭的你啊！

在《交換禮物》中，我們把癌細胞稱為「衰仔」。衰仔是一句有點貶意的廣東話，是寶儀的母語，類似國語的「敗家子」，或是台語的「了尾仔囝」。這個靈感來自許中華醫師，因為他把癌細胞視為「家裡的壞孩子」，讓我們都深受啟發。

身處人類有史以來醫學最發達的二十一世紀，我想每一位癌症病人跟家屬都知道，「癌細胞不是外來的病毒或細菌，而是自己的細胞」——恕我直言，這句話跟教科書裡的大道理一樣，我每次說這句話的時候，聽的人都會停頓幾秒，回一句「是沒錯啦」，然後就直接跳過了，說了等於白說。

但如果我們換一個角度，把癌細胞當成是「家裡的壞孩子」呢？

有時候改變視角、轉變心態，就會帶來截然不同的視野，讓你看見以往從不曾看見的風景，以及你曾經視而不見的世界。

所以，你到底想怎麼面對「家裡的壞孩子」呢？

癌症跟我們想的不一樣

只要一談到改變，我很難不想起片中訪問過的戴志祺醫生。戴醫師原本學的是中醫，後來轉向更廣泛的自然醫學。在紀錄片中，談到診斷出癌症的文伯伯，戴醫師是這麼對寶儀說的：

「在自然醫學上，碰到功能低下的、還沒有真正達到器質性病變的，基本上就可以用一些『營養干預』的方法，把問題給解決了。像是上了五十歲男性的前列腺問題，我們就要低度保守，不治療比治療好。」

「被你這麼一說，我們要怎麼相信醫院裡的醫生呢？」寶儀滿腦子問號。

「不要相信，要自己學！接軌國際資訊。」

我至今還記得，寶儀當時倒吸了一口氣、滿臉不敢置信的表情。其實鏡頭外的整個劇組也都嚇了一大跳，雖說我們都知道衛福部已經在推廣醫病共享決策（SDM），但畢竟他是極少數敢在鏡頭前，叫我們不要迷信白色巨塔的人。

「我想傳達的是，其實還有至少一種以上的治療方式可以選擇。醫療必須回歸『療效』，療效必須建立在『醫病不傷身』。不要盲信白色巨塔，不要盲信證書多，不要盲信醫院大、設備多，你就還有一絲機會把治療自己的主動權拿在手上。」戴醫師笑著補充道：「既然是從營養著手，就表示每一天我們都在為自己的身體負責任，並不是等到生病了再來處理。」

「病急亂投醫是大忌！」戴醫師這句話說得斬釘截鐵。

整段話聽完，我們都明白了他不是在打臉西醫，而是在打臉盲從與迷信權威。「拿回身體的自主權」，對每個病人來說是一個很重要的課題，但要落實到實際行動，顯然難度不低。

「你覺得癌症是什麼？」寶儀又問道。

「癌症是一種最嚴重的營養代謝失常。」

「癌症是絕症嗎？」

「不會啊，你怎麼把它養大，就怎麼把它養回來。」

這個回答又讓寶儀和整個劇組震驚了。

戴醫師從容不迫地說明：「很簡單一個邏輯：是先有癌細胞還是先有癌細胞生存的環境？是先有蟑螂還是先有髒亂的環境？」

「先有髒亂的環境。」寶儀答道。

「是蟑螂帶來髒亂，還是髒亂帶來蟑螂？」

「當然是髒亂帶來蟑螂。」

「對嘛！所以是先有適合癌細胞生存的環境，才帶來癌細胞啊——所以解決癌細胞生長的環境問題，就能解決癌症。如果你一心想著殺掉癌細胞，造成的破壞可能更大，到最後抵抗力跟自癒力都發揮不了作用了。」

戴醫師用最通俗易懂的邏輯，讓我們全都啞口無言了。

即使癌細胞對你來說，就是討人厭、欲除之而後快的蟑螂，除了去尋找世界上最強效的滅蟑藥之外，難道打掃一下環境，完全不值得考慮嗎？治標的同時也治本，難道不好嗎？

身體跟我們想的不一樣

我自己很清楚的是，《交換禮物》這部紀錄片真正能做到的，不是提供一顆抗癌的神丹妙藥，而是提供一個不同的思路、一種改變你看問題的角度。比方說，中醫跟你想的可能也不一樣。

有些細心的觀眾已經發現，我們在片中對「中醫科學化」做了一點探索。其實早在上世紀八〇年代前後，關於針灸的「循經感傳」現象，就已經完成了大量的科研實驗，「看不見」的經脈根本不再神祕。

另外，提出「中醫是未來的新藍海」的樓宇偉博士，本身是畢業於麻省理工學院的航太科技專家。二〇〇二年，他就為中研院的王維工教授編輯出版了《氣的樂章》，他在接受我們訪談的時候說：「《氣的樂章》不僅是華人世界的經典暢銷書，也是一部影響深遠的著作，未來是一定會進入教科書的……用空氣動力學或流體力學來研究人體的循環系統，已經走到死胡同了；『共振』才是傳播能量最有效率的方式，而運用共振的現象來解釋『氣』，氣就一點也不神祕了。」

目前市面上可以找到、用來測量人體經絡的儀器，絕大多數都是以王維工教授的研究做為理論基礎。以往中醫師把脈的神祕面紗，如今有了經絡儀的輔助，醫病之間也架構出一道更好的溝通橋樑。

王維工教授曾經跟衛福部合作過一項五年研究計畫，結果大大顛覆了人們以為「中藥效果很慢」的觀念：中藥吃進去的三十分鐘後，從脈象就可以看得出效果。

近年來，經絡儀的發展方向正在與ＡＩ人工智慧與大數據逐步整合，在癌症的早期發現與復發診斷上，也展現出無窮的潛力，非常值得持續關注。

樓博士提到：「進入二十一世紀，我們對身體的理解也應該與時俱進。人的身體大致可以分成物質、能量、訊息三個層級，這跟中醫談的『精、氣、神』是可以相呼應的，但後兩個層級卻經常被人們忽略。」

「這個世界正在改變，已經有愈來愈多人注意到身體的能量與訊息層級，例如我曾經親自體驗過的、德國人開發的量子儀器TimeWaver，就可以探測到人的潛意識。雖然主流科學還不太認同這些新的科技，但先驅者的腳步是不會停下來的，愈來愈多的臨床實證將會讓事實自己說話。」

如果你對中醫再了解深入一點，就會發現除了跌打損傷等等外科之外，中醫在調養的從來不是我們的物質身體，而是能量與訊息層級的身體。

我們的身體絕對不只有解剖學所能呈現出來的物質層級。從頻率的角度切入研究身體的能量層級，早已取得很多科研成果，例如紀錄片中採訪的張凌昇教授帶領的成大電機團隊，就在「運用低頻電磁場來抑制癌細胞」這個主題上，發表了很多篇學術論文。

至於訊息層級的身體，因為牽涉到人類的「意識」，這已經進入目前科學發展的最前沿，隨著ＡＩ人工智慧時代的來臨，早晚也將進入公眾的視野。

當然了，你也可以只遵循許中華醫師在紀錄片中提供的、關於中西醫如何搭配起來治療癌症的建議就好：「以癌症來說，西醫或現代醫學主攻，中醫或傳統醫學主守……也許在一開始的階段我們要開刀，因為腫瘤長得太大了，我們得先開刀，之後再用中醫扶正。等到第一階段的治療都結束了之後，中醫要變成主要（的療法），預防下一次的復發。」

誠如許醫師所說：「開刀化療之前，先找中醫把個脈！」

我可以告訴你的是，這部紀錄片中的所有醫生與專家，都有一個共同點：就是他們都非常清楚身體的構造極為精妙。身體的複雜度遠遠超過目前科學與醫學所知，所以他們都非常尊重身體。

同樣的道理，這也是我們在紀錄片中反覆強調，要與癌細胞「共存」的真正原因。

死亡跟我們想的不一樣

最後，我必須再談一下艾尼塔・穆札尼（Anita Moorjani），這位擁有瀕死體驗的奇蹟之人。

二〇〇二年她被診斷出淋巴癌，歷經了四年的抗癌與復發，二〇〇六年因為器官衰竭陷入昏迷。在近兩天的彌留狀態中，她體驗到了「靈魂出體」，並與早已病逝的父親及好友重逢。後來，靈魂重回體內的三天後，她身上的癌細胞竟然全部消失了。這是一個在香港養和醫院及醫學期刊中都留有紀錄的特殊案例。

關於瀕死體驗的大規模研究，國際上早已累積了成千上萬的案例。在台灣，精神科醫師林耕新也在這方面做了很深入的探索。

二〇一一年，我因為讀了艾尼塔出版的《死過一次才學會愛》（*Dying To Be Me*）這本書，當下內心太過激動，忍不住馬上寫了 email 與她取得聯繫，兩週後我就飛到香港跟她們夫妻倆碰面了。

我問她：「所以，你在瀕死體驗中知道了自己為什麼會得癌症？」

她說，會得癌症是因為害怕自己不夠好，害怕失敗，害怕被人討厭，還害怕自己不是個乖女兒……簡單來說，就是「恐懼」。

我當時非常希望能把她的故事拍成電影，不過因為版權已經被好萊塢買走了，最終只能殘念而歸。但那一次的深談，給了我很多感動與啟發，「死亡」對我來說，突然微不足道了。

我當時以為，自己是真心相信她說的每一句話。

二〇一九年，我帶著劇組又飛到了洛杉磯，跟她再次碰面。雖然已經過了八年，但當我站在攝影機旁，聽著寶儀跟她聊天，我再度聽到了幾乎一模一樣的故事，那是她在書中描述過，而我也早已親耳聽過了的故事。她毫不費力又鉅細彌遺地重述了一遍，這讓我感到有點驚訝。

我半開玩笑地說：「那一段瀕死的體驗真的很難忘吧？」

她笑著說，如果你這一生一直待在黑暗中，突然有人點亮了一根蠟燭，在那瞬間你「看見」了，之後就算把蠟燭吹熄，你又重新回到了黑暗中，但你對周遭環境的認知已不可能再回到從前。你不但不會忘記，隨著時間過去，你的理解還會愈來愈深刻、愈來愈透澈。

當下我彷彿看見了，她整個人都在發光。

拍攝結束後，隔了兩個月，第一波新冠疫情就開始了，紀錄片的拍攝工作暫停了整整一年。二〇二一年雖然重新開機，但幾個月後，接受我們影像記錄的癌症病患小琦卻離世了，這對我以及整個劇組來說，都是一個難以磨滅的心靈創痛。

我無法假裝堅強，因為事實上我就是灰心喪志了。片中這段寶儀的旁白就是我真切的心聲：

小琦離開後的一整年

我偶爾還是會陷入一種突如其來的悲傷

挫敗感把我搞得灰頭土臉
這幾年的旅程簡直就是笑話一場……
要放下一個羈絆，努力是沒有用的
我愈來愈能理解
那些突然爆哭不止的病人家屬
有時候，那個觸動就是來得猝不及防

到了二〇二二年的某一天，我突然在臉書上滑到了艾尼塔，然後便連忙找出之前訪談的素材，重新看了一遍。看完之後我無語了，我為自己的虛偽感到難過……原來我根本沒有打從心底相信她啊！

「你會把發生在你身上的事，定義為奇蹟嗎？」寶儀在訪談中問艾尼塔。

「為什麼我對於使用『奇蹟』這個詞彙感到遲疑，因為這暗示著奇蹟只會發生在我身上……我相信癌症自癒可以發生在任何人身上，我真的這麼相信。而且我也相信，擋在你和奇蹟之間最大的阻礙，就是恐懼。」這就是艾尼塔的回答。

如果我真的相信她，人死之後靈魂不死，那麼我的悲傷到底從何而來？還是那根本不只是悲傷，而還有恐懼——不管是癌症病人還是陪病的我們，心中對死亡仍有太多恐懼？

從艾尼塔奇蹟似的自癌症中康復，到我再度訪問她，中間已經隔了十三年——即使到了二〇二四年的今日，她也仍在世界各地一遍又一遍分享著她的故事——我到底還在懷疑什麼呢？

以學術研究來說，對於未知的領域，我們確實要「存疑」。但是關於死亡，到底還能用什麼方法做學術研究？到底要如何重複驗證？

我當然可以選擇信仰宗教，但我為何不乾脆選擇相信艾尼塔——相信靈魂不滅，相信死後仍有世界——畢竟她是我所認識的人當中，曾經最最最靠近死亡的那個人啊！

最起碼我已經相信，死亡可能跟我們想的不一樣！

陪伴跟我們想的不一樣

許多年前，有一次我去探望因中風而行動不便的老師，陪她做了一個上午的復健。那天我準備離開前，她緩緩地說道：「你以後去探病的時候，可以不要再跟病人說『加油』了嗎？」

當下，我真的愣住了。

後來我才知道，即使不是全部，確實有很多病人討厭聽到「加油」。如果探病者清楚知道病人在數不清的漫長日子裡，已經流過多少痛徹心扉的淚水，已經咬牙付出了多少難以想像的努力……我們真的還要說「加油」嗎？

還要「加」什麼「油」？你是覺得病人還不夠努力嗎？

老師給我上了很寶貴的一課。我們往往自以為是充滿善意的，但是我們對於善意可能造成的傷害，卻毫無自覺。這件事開啟了我對於「陪伴」的全新體認，我至今仍不斷地在學習。

所以，我想用「陪伴」來為這篇文章收尾。

紀錄片開拍後沒幾個月，很快的我就發現了一件繞不過去的事：我們找不到一位「只用一種療法」來治療癌症的病人。

而且，曾經罹患癌症、經歷復發又活了十幾二十年以上的資深癌友非常多，但我們依然沒有碰到一個從頭到尾「只用一種療法」的人。既然如此，不管我們記錄了多少人，都沒辦法給出任何的「見證」。

更何況，我不是醫生，我當然明白自己沒有資格針對癌症提供任何醫療建議。於是，我醒悟到必須把目光放得更廣闊一點：**癌症從來不是一個人的事，而是癌友身邊的家人，加上親朋好友共同的事**。

如果我們想探索的目標是：「除了把癌症病人送進醫院，把命運交給醫生，接受主流醫學的治療方法之外，哪怕只能多增加百分之一的存活機率，還有沒有其他的可能性？」那麼，與其期待癌症病人去改變，是不是更應該期待病人周邊健康的人先開始改變？

於是，我們把《交換禮物》這部紀錄片，定位為給「陪伴」癌症病人的人——就從我們這些陪伴在癌症病人身邊的人，開始改變吧！

陪伴不是為了讓病人起死回生

讓病人自己做選擇
陪伴既不會成功也不會失敗
陪伴
就只是陪伴而已

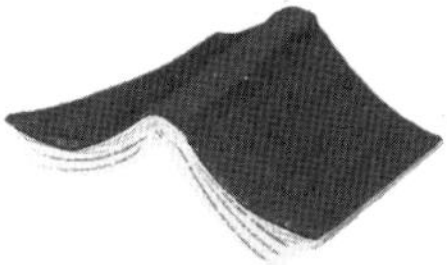

附錄

癌症相關社福資源

癌症病友服務

台灣的癌症病友可以善用兩大癌症資源服務，一是實體的「癌症資源中心」，一是線上的「台灣癌症資源網」：

- **癌症資源中心**

由衛生福利部國民健康署與癌症希望基金會推動，在全台各地醫院設立的一站式服務，截至二〇二四年已有一〇五家醫院設置（名單連結：pse.is/3lqz36）。從了解癌症、接受治療、副作用的處理、回家後的照護，到心理支持與社會資源，整合院內外資源，以專責護理師、社工師或心理師，透過制度化服務流程，讓癌友及家屬迅速獲得有品質的整合性癌症資源服務。

台灣癌症資源網（crm.org.tw）

集結醫院、民間單位、政府及企業資源，導入客製化的媒合與搜尋技術，以「個人化推薦」方式，可依所需選擇癌別、年齡、罹癌治療階段及居住地，提供「顧身體」、「找資源」、「顧心靈」、「放輕鬆」、「挺家屬」、「保權益」六大生活需求，為癌友及家屬精準推薦所需的抗癌資源與服務。

癌症相關社福單位

●綜合性

中華民國兒童癌症基金會　ccfroc.org.tw

中華民國癌友新生命協會　love-newlife.org

台灣癌症基金會　canceraway.org.tw

陶聲洋防癌基金會　sydao.org.tw

癌症希望基金會　ecancer.org.tw

●不同癌別

中華民國乳癌病友協會　tbca-npo.org.tw

中華民國骨肉癌關懷協會　ogs.org.tw

中華民國關懷腦瘤兒童協會　cbta.org.tw
好心肝基金會　goodliver.org.tw
勇源輔大乳癌基金會　cfbcfoundation.org.tw
陽光社會福利基金會　www.sunshine.org.tw

● 安寧照護

台灣安寧照顧基金會　hospice.org.tw
佛教蓮花基金會　lotus.org.tw

心時代 009

關於癌症，我們是否治療太多，知道太少

從疾病、醫療到全人健康，與 10 位專家的深度對話

採訪：曾寶儀
文字協力：莊慧秋、林明謙
封面暨內頁設計：Dinner Illustration
責任編輯：張紫蘭（特約）
行銷企劃：陳美萍

天下雜誌群創辦人：殷允芃
康健雜誌董事長：吳迎春
康健雜誌執行長：蕭富元
康健出版編輯總監：王慧雲
出版者：天下生活出版股份有限公司
地址：台北市 104 南京東路二段 139 號 11 樓
讀者服務：（02）2662-0332　傳真：（02）2662-6048
法律顧問：台英國際商務法律事務所・羅明通律師
製版印刷：中原造像股份有限公司
總經銷：大和圖書有限公司　電話：（02）8990-2588
出版日期：2024 年 11 月第一版第一次印行
　　　　　2025 年 3 月第一版第四次印行
定　　價：420 元
ISBN：978-626-7299-64-7（平裝）　978-626-729-962-3（EPUB）
書號：BHHM0009P

直營門市書香花園
地址：台北市建國北路二段 6 巷 11 號　電話：（02）2506-1635
天下網路書店 shop.cwbook.com.tw
康健雜誌網站 www.commonhealth.com.tw
康健出版臉書 www.facebook.com/chbooks.tw

國家圖書館出版品預行編目（CIP）資料

關於癌症，我們是否治療太多，知道太少：從疾病、醫療到全人健康，與 10 位專家的深度對話／曾寶儀、莊慧秋、林明謙著 . -- 第一版 . -- 臺北市：天下生活出版股份有限公司，2024.11

264 面；14.8×21 公分 . --（心時代；9）

ISBN 978-626-7299-64-7（平裝）

1.CST：癌症　2.CST：通俗作品

417.8　　113010982